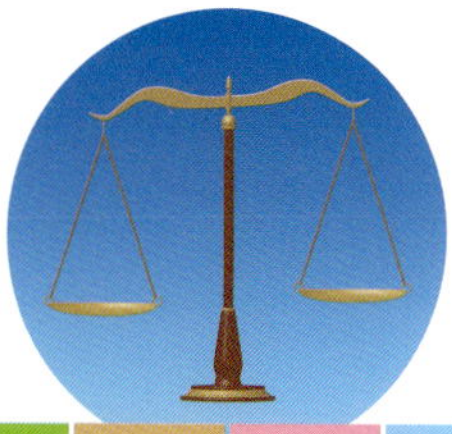

歯科衛生士・スタッフで再確認

歯科医院内の法律とルール

[著]
足立 進
弁護士・足立法律事務所

クインテッセンス出版株式会社　2016
Tokyo, Berlin, Chicago, London, Paris, Barcelona, Istanbul, Milano, São Paulo, Moscow, Prague, Warsaw, Delhi, Bucharest, and Singapore

はじめに

歯科衛生士や歯科助手の皆さんは、日ごろ、歯科医院に勤務し、歯科医師や職場の同僚などと一緒になって歯科医療を支えています。そのなかで、医療に従事している皆さんは、それぞれの資格の根拠となる法律や医療に関する法律を学んでいても、日常の業務で生じるトラブルや疑問点を、法的な観点から見直す訓練はあまりされていないかと思います。

仕事が順調に進んでトラブルもなく過ごすことができれば一番いいのですが、なかなかそうはいきません。たとえば、受診した患者さんが歯科医師の治療に不満をもってクレームをつけてきたとします。その不満の内容が歯科医師の治療内容にあれば歯科医師が対応しますが、それだけではすまず、歯科衛生士が行った歯石除去で痛みが増したとか、歯科助手に口腔内の処置をされたということになると皆さんも対応を迫られることになり、そうした場面では、法的な観点から紛争の原因や解決を検討する必要が生じます。また、日常の歯科診療において、歯科医師から命じられるままに行っている医療行為が果たして合法といえるのか、もし、そのことでトラブルになると法的にはどのような結末をたどるのかということも、皆さんが自分の身を守る意味からも押さえておく必要があります。

この本は、そうした観点から、皆さんが日常経験するような問題例を取り入れつつ、歯科衛生士・スタッフに関する法律とルールを再確認・整理したものです。

歯科診療は歯科医師だけでできるものではなく、医療スタッフと力を合わせたチーム医療です。その中心にいるのは歯科医師ですが、皆さんも良質な医療を提供するスタッフの一員として、適正な医療を患者さんに提供する責務があります。そのためには日常的に従事している業務について、それが法的に許されているのかどうかの観点から見直してみてください。間違いを正すには、間違いを知ることが必要です。この本がその参考になれば幸いです。

弁護士　　足立 進

もくじ

PART1 歯科衛生士・スタッフにかかわる **法律とルールを再確認！** 7

守秘義務

確認1 患者さんと親しい人物の個人情報の開示は問題になる？ 8
確認2 誤って保険書等の書類を他人に渡すことは守秘義務違反か？ 10
確認3 個室でない診療室内での会話における個人情報の取り扱いは？ 12
確認4 患者さんの名前を公然と呼ぶことは、個人情報保護上問題か？ 14
確認5 診査資料を別の患者さんの目に入る場所に放置してしまったら 16
確認6 受付での会話における、個人情報取り扱いの注意点は？ 18

〔歯科衛生士＋スタッフが負っている法的責任とはなんだろう？〕
解説1 法律の基本、民事責任／刑事責任／行政責任とは？ 20

患者情報

確認1 公共の場で患者さんの話をする場合の注意点は？ 22
確認2 SNSやインターネットにおける患者情報の扱いかたは？ 24
確認3 学術発表における患者情報の扱いかたは？ 26
確認4 カルテ、検査記録などの院内資料の扱いかた 28

接遇
確認1　スタッフによる患者さんへの不満等を本人や他の患者さんに聞かれたら？　30

施設管理
確認1　歯科医院の感染管理責任は、法律上どのように扱われる？　32
確認2　医療機器・薬剤の管理についてはだれが責任をもつのか　34

〔歯科衛生士＋スタッフが負っている法的責任とはなんだろう？〕
解説2　法律上の医療行為とは？　36

医療行為
確認1　歯周基本治療などに過誤があった場合、歯科衛生士が訴えられるか　38
確認2　歯科助手は、指示を受ければカルテ記入ができるか　40
確認3　医療機関は説明責任をどこまで負わなければならないか　42
確認4　歯周基本治療等の治療予定期間の超過は契約違反になるのか　44
確認5　矯正装置の着脱は歯科衛生士が行ってよいか　46
確認6　歯科助手は手指を使った類の排除ができるか　48
確認7　歯科衛生士が疾患を診断し、患者さんに通達してよいか　50

確認8 歯科専門教育を受けている学生にどこまで業務をさせてよいか 52
確認9 歯科衛生士の医療業務の範囲はどこまでと定められている？ 54
確認10 エックス線写真撮影時の照射ボタンは、誰が押すと決められている？ 56

そのほか

確認1 患者さんからの治療以外の依頼は、責任を取るべきか 58
確認2 明らかに違法な歯科医院の広告に応じた場合の問題はなにか 60
〔歯科衛生士＋スタッフが負っている法的責任とはなんだろう？〕
解説3 歯科衛生士の守秘義務 62

PART2 裁判例・報道例から学ぶ 歯科衛生士・スタッフの法的責任 65

1 歯科衛生士らが歯科医師の指示で歯科医療行為を行っていた事案の判例 66
2 歯科衛生士に歯科医行為をさせたとして、歯科医師と歯科衛生士が逮捕・書類送検されたとの報道 68
3 歯科助手に印象採取などの医療行為をさせたとして、歯科医師と歯科助手が逮捕されたとの報道 70
4 日常的に採血や薬品投与を行っていた歯科衛生士と施設が、法的に問われなかったことに関する報道 72
⊙ もっと法知識を身に着けるリファレンス 74

※本書では、法律関連書籍の慣例にしたがい、基本的に年号を元号で表記しています。ただし、文献については西暦で表記します。
※歯科医師法や歯科衛生士法は、個別の具体的な医療行為について歯科衛生士やスタッフの法律上の「できる／できない」を定めていないため、解釈は個別の事案によって分かれます。

PART 3 法的責任を問われる係争や事件になってしまったら 75

患者さんとトラブルになってしまった!! どうしたらいい？ 76

歯科衛生士に対して損害賠償を求められた場合の対応と手順 77

PART 4 こんなことありませんか 被害者として申し立てができる問題 85

お悩み例その1 高額なセミナーに、「自腹で行ってほしい」と言われるんだけど。 86

お悩み例その2 うちの医院、有休が年3日しかないんですけど……。 87

お悩み例その3 仕事中、先生に足を蹴られたり叩かれたりするんです。 88

お悩み例その4 タイムカードを打刻してから残業するように言われる。 89

お悩み例その5 患者さんにつきまとわれる！ 90

お悩み例その6 勤務当日近くまでシフトがわからない。急に出勤・退勤を指示される。 91

◉ 労働問題で被害者になったとき、どうすればいい？ 92

ふろく

一読しておこう！ 歯科衛生士・スタッフ業務にかかわる法律条文（抜粋） 93

PART 1

歯科衛生士･スタッフにかかわる

法律とルールを再確認！

守秘義務の確認1

患者さんと親しい人物の個人情報の開示は問題になる?

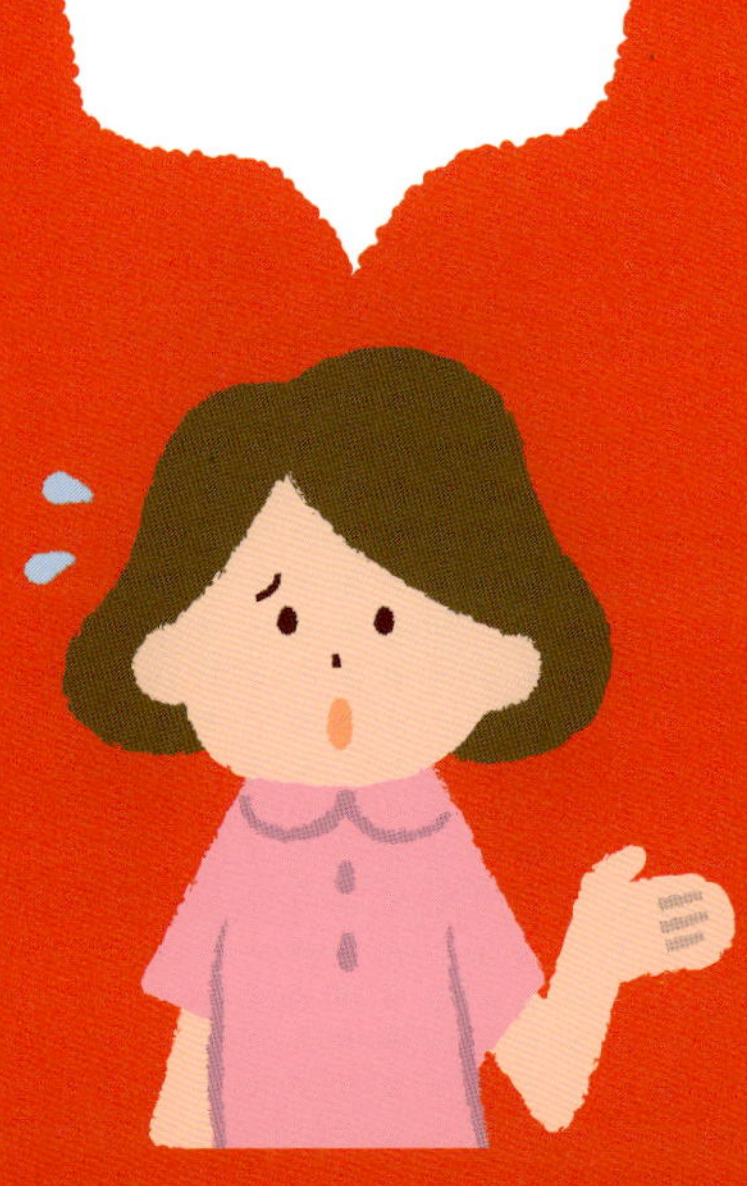

たとえばこんな状況

知人を医院に紹介してくれた患者さんに、「紹介したあの人、むし歯多いでしょ? 口の中はどんな感じ?」と明るく聞かれ思わず答えてしまったら

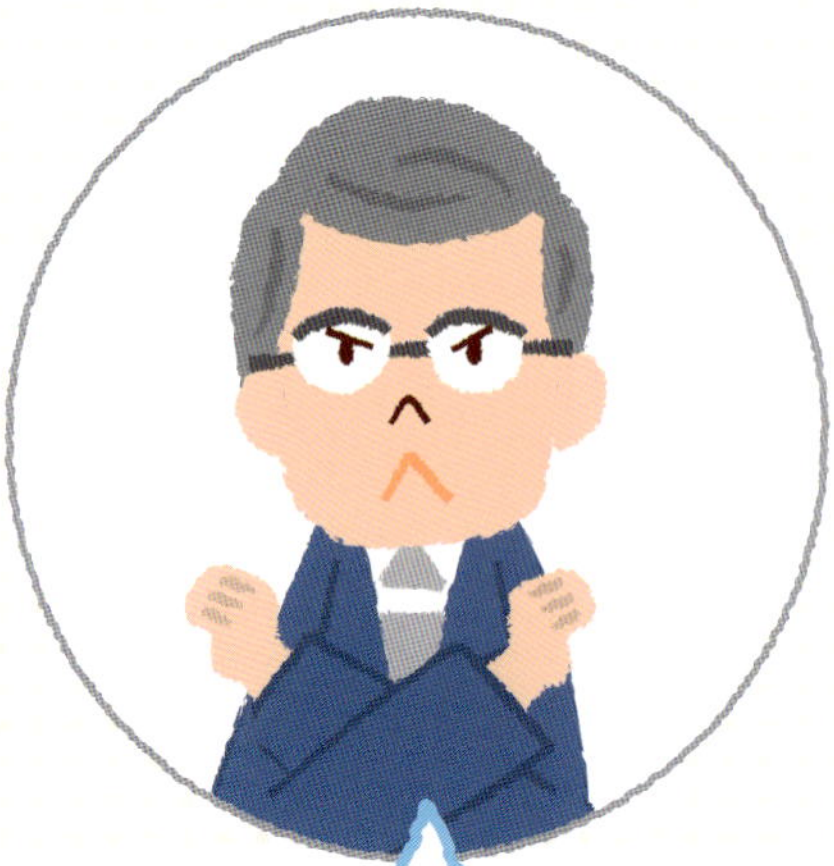

患者さんに誘導的に聞かれ、それについて知っているものと思いこんだ場合でも、答えてしまったら法的には秘密漏示にあたり、アウトです!

個人情報・プライバシー情報の漏洩は知人や友人に対して行われやすい

医療は、人の身体や健康に関することがらを扱いますが、身体に関する情報だけではなく、既往歴、嗜癖（人が好む傾向やくせ）、家族構成等のさまざまな情報が取得され、診療に役立てられます。患者さんにすると、これらはいずれも他人に知られたくない情報（秘密）ですが、医療だからこそこうした情報を提供するし、また、医療側が提供された患者さんの秘密を守ることで医療が成り立っているのです。医師法、歯科医師法、歯科衛生士法等で、免許を有する医療従事者が業務上知り得た秘密を漏らしてはならないとされ、それに違反した場合に罰則を科す理由はそこにあります。

たとえば患者さんの口腔内の状況は、歯科衛生士が業務上知り得た患者さんの秘密になります。「むし歯多いでしょ」と聞いてきた方が患者さんを紹介した方であり、また、誘導的に聞かれたために、もともとそのことを知っているのかと勘違いして答えてしまったとしても、法的には秘密漏示にあたり、アウトです（ただし、もともと患者さんが紹介者に「むし歯が多いから歯科医院を紹介して」と話していたなら、秘密漏示にはなりません）。このように、患者さんに関する情報の漏洩は、患者さんと無関係な人に対してではなく、紹介者や患者さんと親しい関係にある人、また一部の情報を知っている人に対して行われることが多いため、注意が必要です。

なお、患者さんの疾病や状況によっては病状を家族に知らせる必要が生じます。がんなど高度の医療機関での診察・診療が必要な疾患や、患者さん本人に理解力が欠けている場合などです。その場合は、患者さんの診療情報を家族に知らせる「正当な理由」があるため、法が禁じる秘密漏示には当たりません。

⊙守秘義務が定められた法律

刑法（医師・歯科医師）

第 134 条 1 項（秘密漏示）

医師、薬剤師、医薬品販売業者、助産師、弁護士、弁護人、公証人又はこれらの職にあった者が、正当な理由がないのに、その業務上取り扱ったことについて知り得た人の秘密を漏らしたときは、6 月以下の懲役又は 10 万円以下の罰金に処する。

歯科衛生士
↓
歯科衛生士法（第 13 条 5 項）

⇒65ページに詳しく解説

歯科技工士
↓
歯科技工士法（第 20 条 2 項）

守秘義務の確認2

誤って保険証等の書類を他人に渡すことは守秘義務違反か？

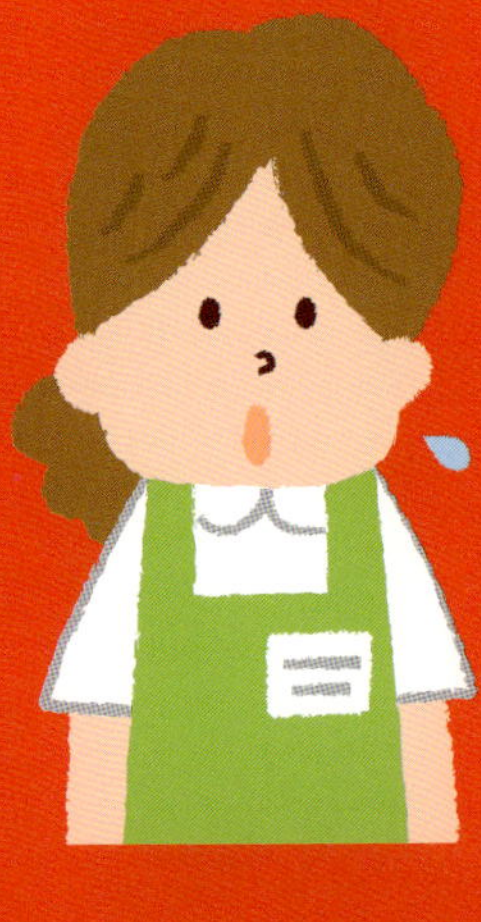

たとえばこんな状況

お帰りになる患者さんに、受付でまちがえて他の患者さんの保険証を渡してしまい、患者さんがそのまま帰宅してしまったら

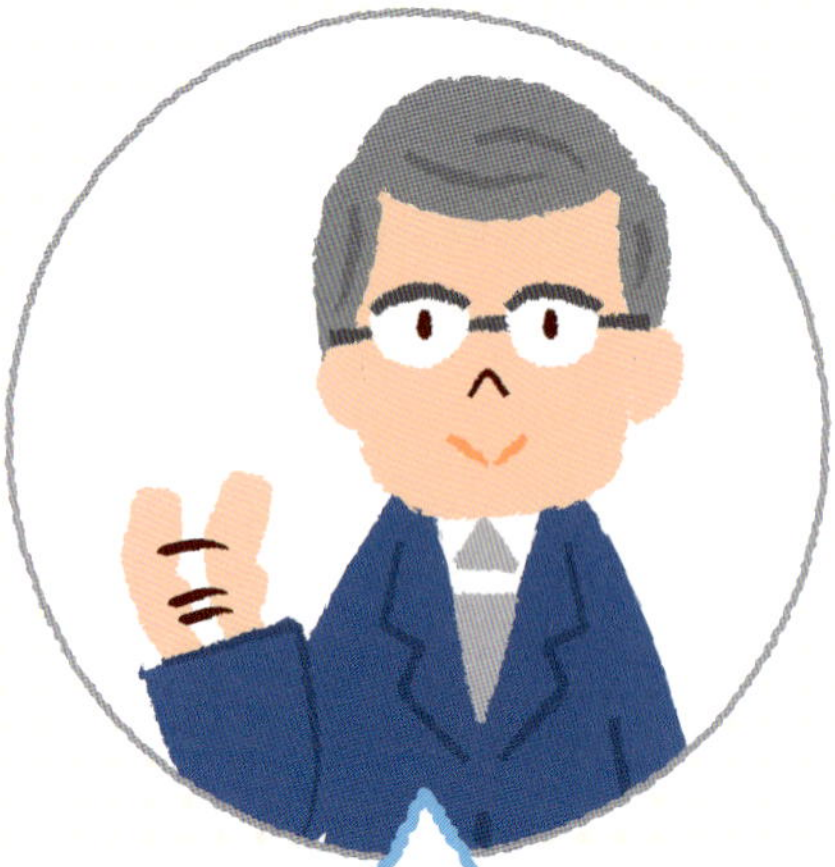

保険証であればただちに秘密漏示やプライバシーの侵害にあたる行為とすることはできません。しかし、患者さんの病歴や疾患等のセンシティブ情報が記入された書類を誤って渡した場合は、損害賠償責任を負担する場合も生じます。

患者さんにとっては歯科医院に対する信頼を失わせる事態、アフターケアをきちんとしよう

平成17年に施行された個人情報の保護に関する法律（個人情報保護法）立法の前後から、世間では個人情報に対する価値や保護についての意識が格段に進みました。また、医療機関においては扱う個人情報の秘匿度が高いものがあり、その取り扱いは慎重にならざるを得ません。そこで、誤って保険証を他人に渡したような場合において、歯科医院から自分の個人情報が漏れたのは不快として、慰謝料や損害賠償を求める方もいるかもしれません。

保険診療を受ける際、患者さんが提示する保険証には氏名、生年月日、住所等が記載されており、患者さんの身分証明書にもなりうるものです。保険証の外観は似ていることに加え、忙しい歯科医院の窓口業務で保険証の受け渡しが頻繁になされ、その際、間違って他人の保険証を渡してしまうことが起こりがちです。

保険証には個人を特定、識別する情報が記載されており、これを他人に渡すのは個人情報の漏洩とされる余地はあります。しかし、そもそも間違ってのことであり、意図的に提供されたものではありません。また、保険証を渡しても、それで患者さんの症状や傷病名や診療内容などのセンシティブなプライバシー情報が分かるものではなく、秘密漏示やプライバシーの侵害にあたる行為とすることもできません。

そうはいっても、患者さんにとっては歯科医院の業務や管理に対する信頼を失わせる事態であることから、事情を話してよく謝罪し、再発防止に努める必要があります。

なおセンシティブ情報が記入された書類を誤って他人に渡した場合は、民事的に損害賠償責任を負担する場合も生じます。

歯科助手・受付の意図的な情報漏洩、誰が責任を負う？

歯科助手や受付は国法(国の法律・法規)上の医療資格者ではなく、法律上、守秘義務の負担はありません。ですので、患者さんの情報を意図的に漏洩させても、処罰されることはありません。

しかし、歯科医院の就業規則や労働契約では守秘義務を課されていることが多いため、この点から、解雇を含む懲戒処分を受けることになります。

また、漏洩の被害に遭った患者さんは、漏洩した歯科助手・受付に不法行為（民法第709条）を理由に損害賠償請求することができますし、使用者である歯科医師や医療開設者に使用者責任（同法第715条）を理由として損害賠償請求することもできます。

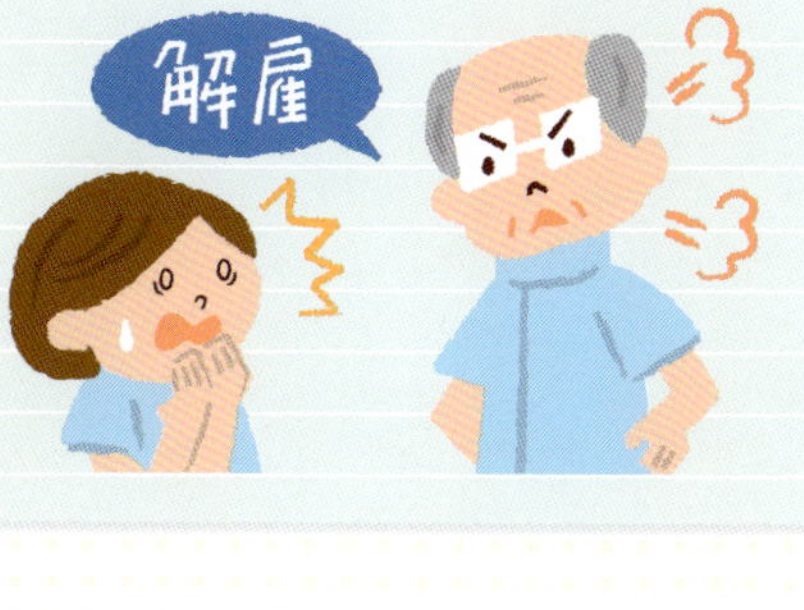

守秘義務の確認3

個室でない診療室内での会話における個人情報の取り扱いは？

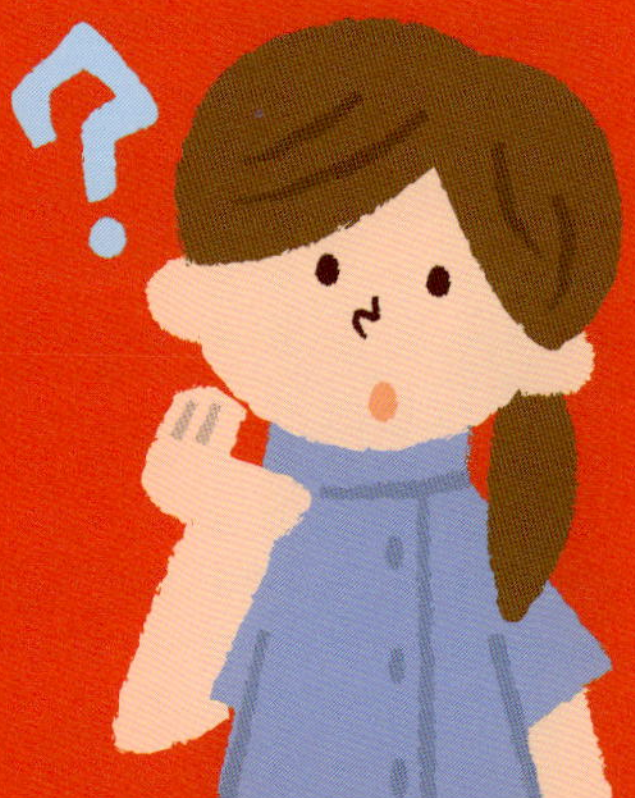

たとえばこんな状況

個室でない内装の歯科医院なので、隣のチェアで患者さんと話している内容が聞こえてしまいがち。患者さんからクレームが来ないか心配

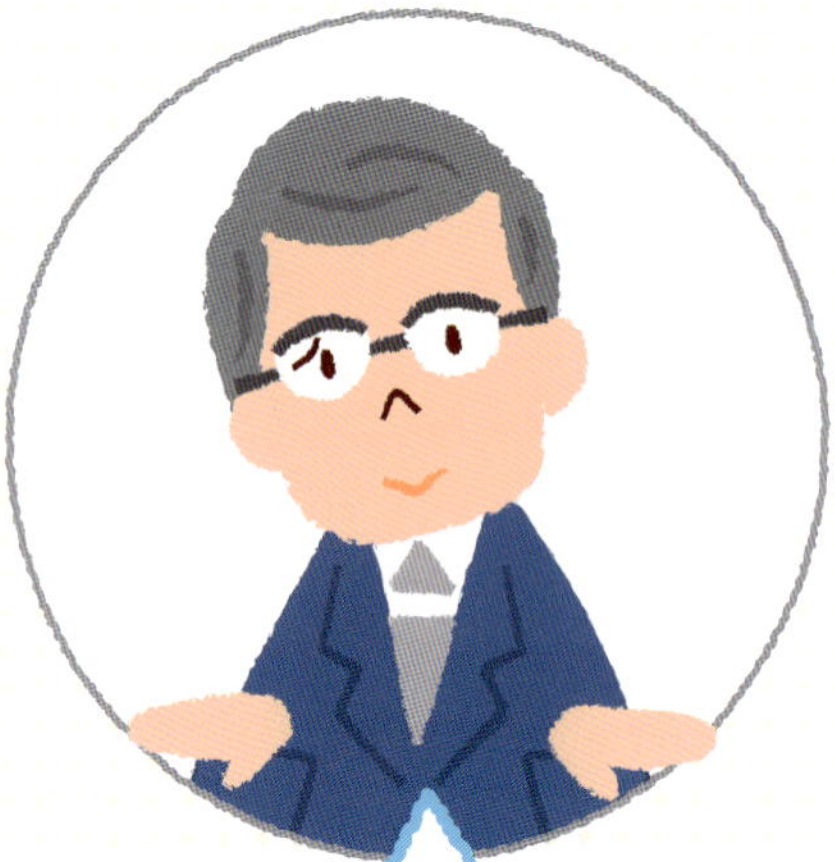

患者さんとの会話は診療上必要なことであり、かつ患者さんもそうした歯科医院のつくりを了承したうえで通院されていると見ることができます。ただし話す内容によっては細心の注意を払う必要があります。

生命予後にかかわることや他人に知られたくない疾病などの情報については細心の注意を払おう

これは、歯科医院の診療室でよくある光景といえるかも知れません。個室になった診療室を設置するところは少なく、大部分は大きな部屋に診療用のチェアを並べているのが実情でしょう。チェアの間は十分な距離を取るのが望ましいといえますが、ある程度距離を取っても、同じ室内であれば歯科医師と患者さんの会話が聞こえてくるのは避けられません。

患者さんを治療する際、歯科医師や歯科衛生士と患者さんとの相互コミュニケーションは不可欠です。患者さんが症状や治療の痛みを歯科医師などに伝え、また、歯科医師などが患者さんの口腔内の状況や治療方針、内容を伝えることで診療を有効かつ適切に進めることができます。相互の情報伝達の多くは会話によりますが、その内容が隣のチェアに座る患者さんに聞こえたからといって、ただちに秘密漏示になることはありません。

というのは、歯科医師や歯科衛生士はその患者さんの診療秘密を漏示する目的がなく、また、上記の会話は診療上必要なものであること、また、診療室の状況から隣の会話を音的に遮断するのは不可能であり、患者さんが歯科医院に対して、隣の会話を聞こえないようにする施設を備えることを要求することはできないこと、さらに、当該歯科医院を受診する患者さんも、会話の内容が隣の患者さんにある程度漏れることを了承していると解することができるからです。

もっとも、断片的であれ、他の患者さんに聞かせてならない情報があります。たとえば生命予後にかかわることや他人に知られたくない疾病などの情報です。そうした事柄について患者さんと話し合う場合は、他人に聞かれないよう細心の注意、配慮が要求されます。

クレームにしないためのこんなくふう① 診療室編

個室でない内装の歯科医院において、口頭で個人情報が含まれる情報をお伝えするときに、患者さんにストレスを与えない、クレームにしないためのくふうをしてみましょう。

◉ 院内にクラシック音楽をかける

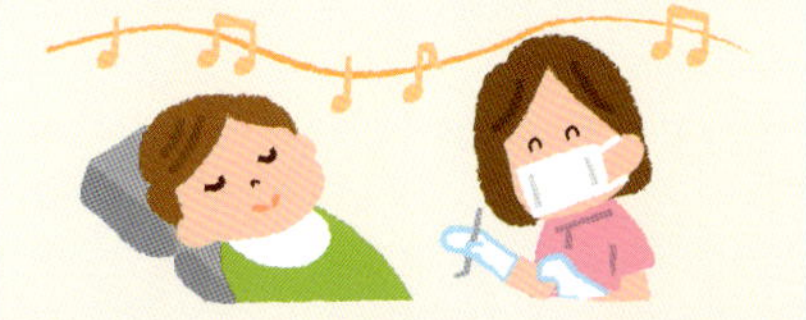

◉ センシティブな話題は別室(個室)で

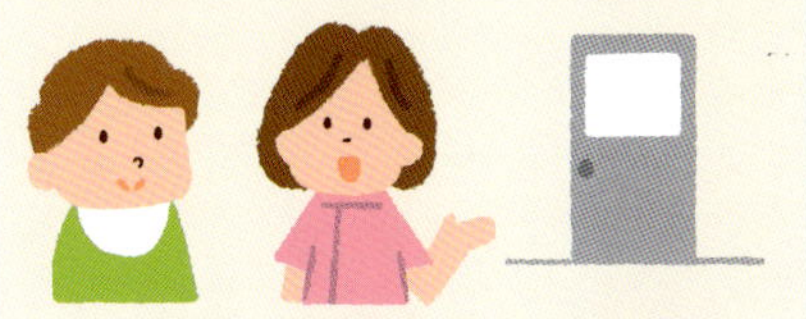

◉ 話し始める前にひと声かける

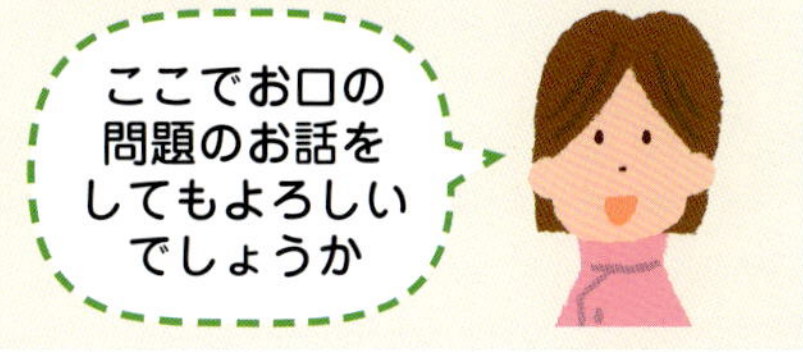
ここでお口の問題のお話をしてもよろしいでしょうか

守秘義務の確認4

患者さんの名前を公然と呼ぶことは、個人情報保護上問題か？

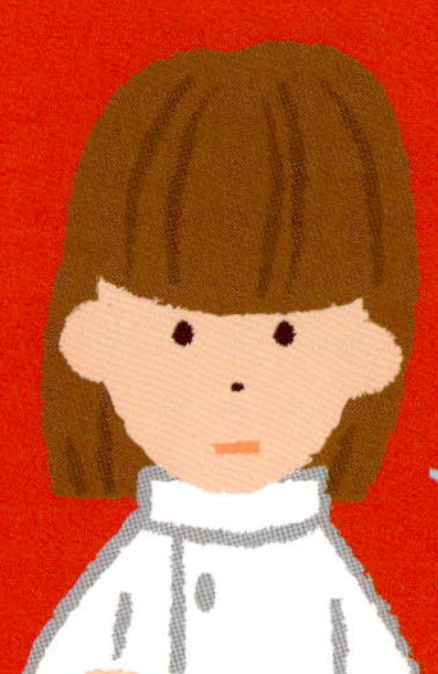

たとえばこんな状況

最近患者さんが敏感になっているので、待合室では患者さんを名前で呼び入れたりするのはやめたほうがいいという意見が院内に出始めている

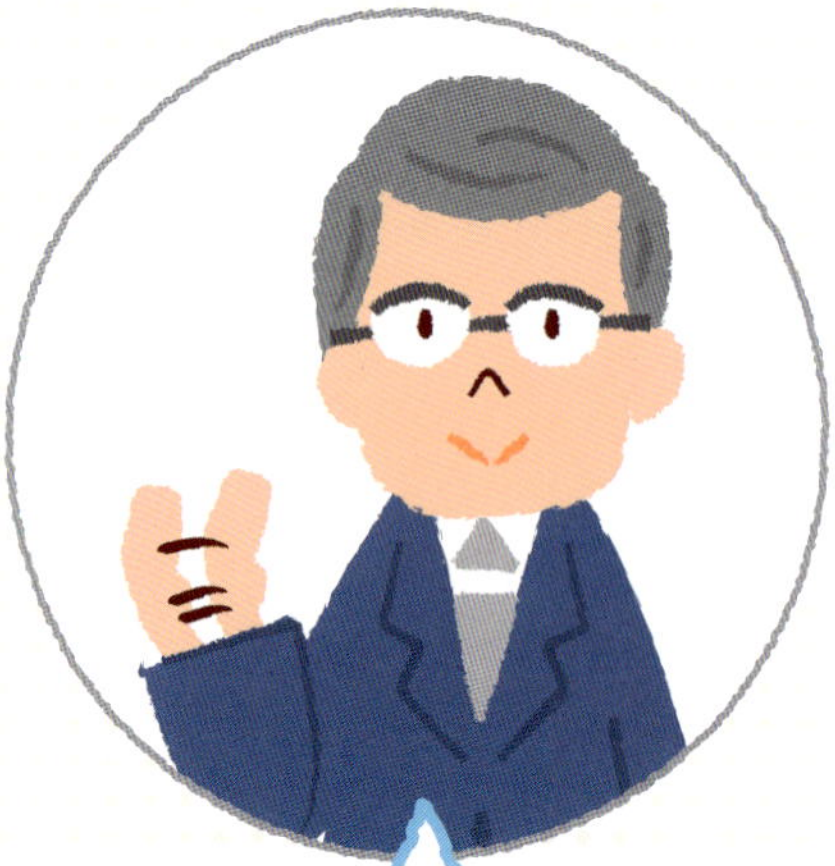

患者さんの氏名は秘密事項やプライバシー情報ではないうえ、医療現場で匿名を徹底する方が不利益が大きいでしょう。

呼び出しを匿名にして行うのは、個人情報保護法への過剰反応

平成17年に施行された、個人情報の保護に関する法律（個人情報保護法）は、医療現場にも大きな影響を与えました。「個人情報」とは、生存する個人に関する情報で、氏名、生年月日などで特定の個人を識別できるものをいいます（同法第2条）。氏名はまさに個人情報であり、待合室で氏名を呼び出すことは、他の患者さんに対し、その患者さんの個人情報を漏洩するものと評価されるおそれがあります。そこで、従来行われていた氏名の呼び出しに代わり、受付で番号を渡し、番号で患者さんを呼び出す医療機関もあります。

しかし、歯科医師、歯科衛生士等の医療従事者には、個人情報保護法が施行される前から守秘義務が課されていますが、そのときは患者さんの呼び出しは氏名で行われていました。すなわち、患者さんの氏名は秘密事項やセンシティブなプライバシー情報とは扱われないというわけです。

また、患者さんを氏名で呼び出すのは、患者さんの取り違えを防止するためです。これは、患者さんの立場に立っても、氏名で呼び出されることを拒否する方は少ないと思います。加えて、診療の現場で患者さんの氏名をいっさい出さないのが適切といえるのでしょうか。医療従事者との信頼を高めるうえでも、患者さんを氏名で呼ぶことを禁止する必要はないと思います。

こうした氏名の扱われ方やメリット、利便性を考えると、呼び出しを匿名にするのは、個人情報保護法への過剰反応だと思われます。個人情報保護法からすると、患者さんを番号で呼んで匿名化するのが望ましいのかもしれませんが、医療現場では、それを徹底する方が不利益を生むこともあるのです。

⊙ 個人情報保護法

個人情報

＝

生存する個人に関する情報で、氏名、生年月日その他の記述などにより特定の個人を識別できるもの（他の情報と容易に照合することができ、それにより特定の個人を識別することができることとなるものを含む）

個人情報保護法が事業者に課している義務

- 利用目的をできるだけ特定し、利用目的外に個人情報を取り扱ってはならないこと（第15条、第16条）
- 個人情報は適正に取得し、また、個人情報を取得した場合、あらかじめ利用目的を公表している場合を除き、その利用目的を本人に通知し、または公表すること（第17条、第18条）
- 個人データは、本人の同意を得ないで第三者に提供してはならないのを原則とすること（第23条）

また平成27年9月の個人情報保護法改正により、「要配慮個人情報」という類型が新たに加わり、その取得や第三者提供に本人の同意が原則必要になった。

守秘義務

の確認5

診査資料を別の患者さんの目に入る場所に放置してしまったら

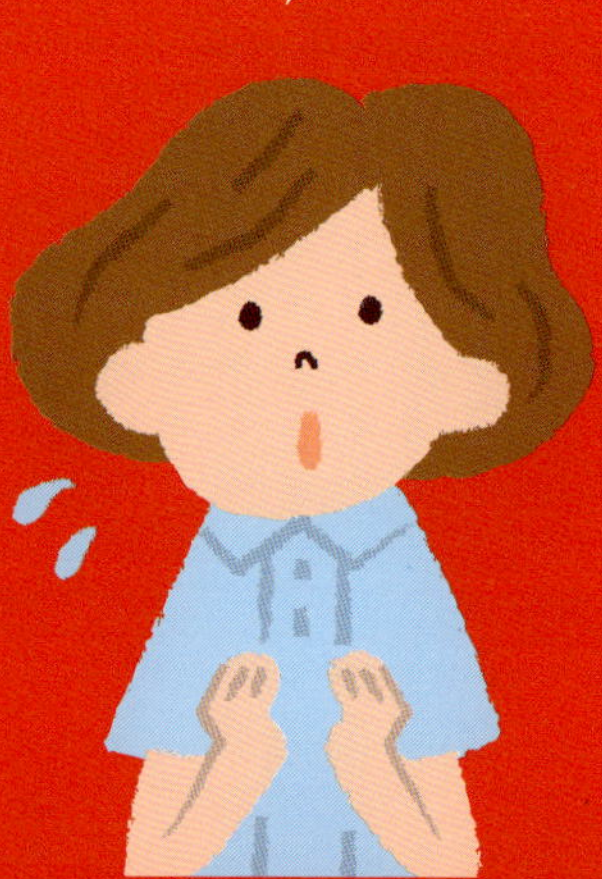

たとえばこんな状況

患者さんの口腔内写真や顔貌写真、名前がモニターに大きく映されたまま、次の患者さんをチェアに通してしまったら

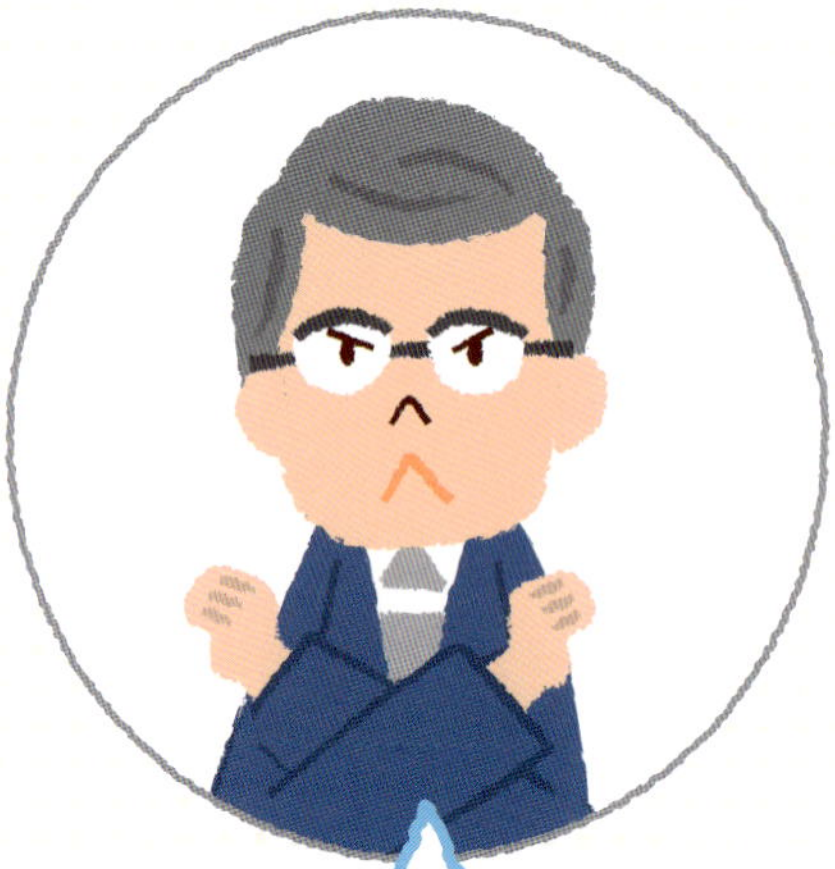

個人情報やセンシティブなプライバシー情報が多く含まれるカルテや画像データは、細心の注意をもって取り扱いましょう。トラブルのもとになります。

ずさんな情報管理は医療の質を下げ、患者さんの信頼を失わせる

　医療機関は、診療上の必要から患者さんに関するさまざまな情報を取得します。カルテには患者さんの氏名、生年月日、症状、診断名等が記載されており、また、画像データには患者さんの氏名が記載されます。患部だけを写して氏名が入っていない検査画像でも、他のデータと一緒に特定の個人を識別し、特定できるものであれば個人情報となります。また、医療上の個人情報には、一般に知られておらず、また、他人に知られたくない秘密（プライバシー情報）が含まれています。医療機関が取り扱う個人情報のすべてがプライバシー情報になるものではありませんが、患者さんの情報が漏洩し大きなトラブルを起こさないよう、医療機関の情報管理については細心の注意を払う必要があります。

　たとえば患者さんの顔貌写真ですが、特定の個人を識別することが可能であるため個人情報になります。また、口腔内の写真だけでは個人を識別・特定することができないとしても、顔貌写真と一緒に置かれていれば、その全部が個人情報となります。口腔内の状況は、さらに他人に知られたくないプライバシー情報といえます。

　こうした理由により、患者さんの診療情報をモニターに映したまま他の患者さんの目に触れさせるというのは、当該患者さんの個人情報やプライバシー情報を漏洩させるものであり、医療機関としてやってはいけないことです。また、ずさんな情報管理は、提供する医療の質を悪化させ、患者さんの信頼を失わせます。

　こうした事態の再発を、繰り返さない決意と対策が必要です。

検査画像のこんなところにプライバシー情報が潜んでいます

◉ 顔貌写真
- 患者さんの外貌

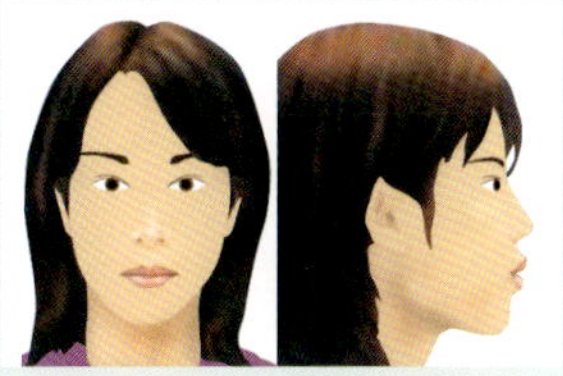

◉ 口腔内写真

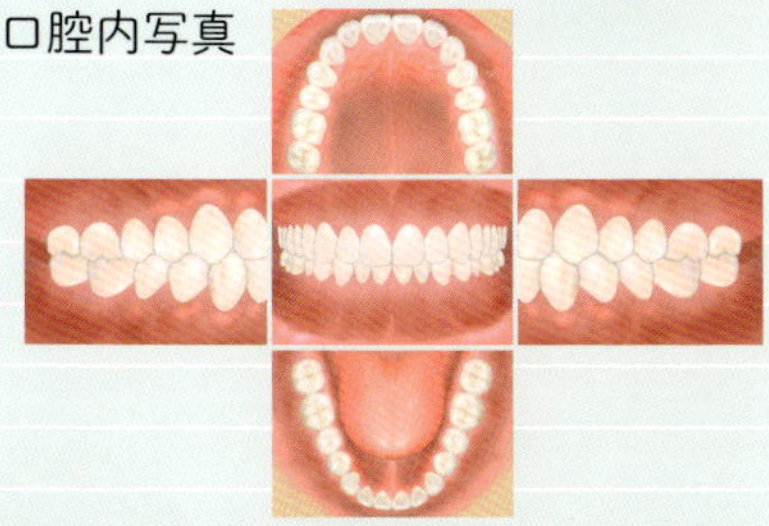

- 氏名
- 歯並び
- 補綴物
- 義歯の有無
- その他、口腔内の状況

◉ エックス線写真

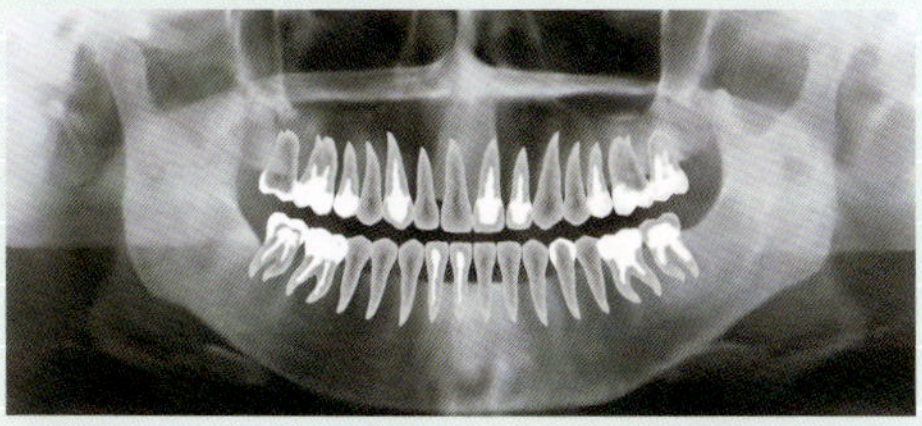

- 氏名
- 歯並び
- 補綴物
- 義歯の有無
- 骨の状態など
- その他、口腔内の状況

守秘義務の確認6

受付での会話における、個人情報取り扱いの注意点は？

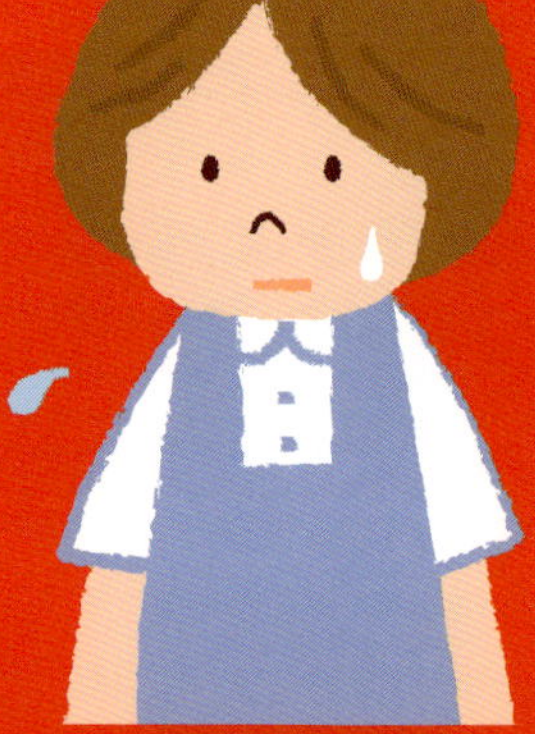

たとえばこんな状況

受付で患者さんに「次は入れ歯のセットです」と説明していると、待合室にいる他の患者さんにも話を聞かれているのではと気になる

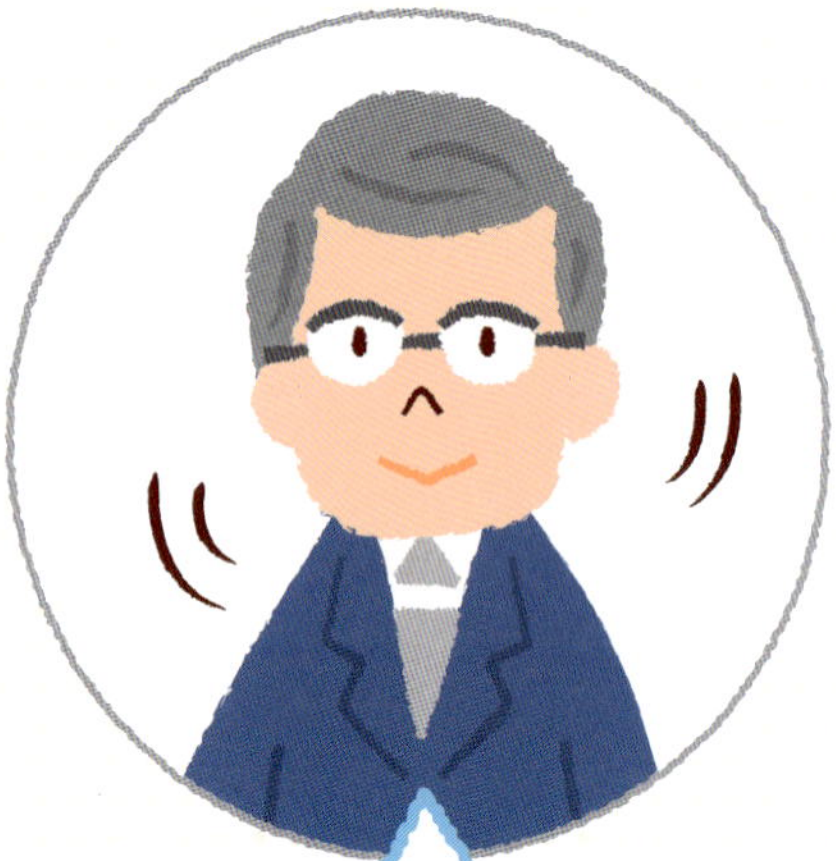

治療に関することなら、会話の内容が他の患者さんに聞かれていることを前提に内容や音量を配慮する必要がありますが、ただちに患者さんのプライバシーを侵害する行為ではありません。

センシティブなプライバシー情報を話さなければならない場合は、メモを使うなどのくふうをしよう

受付は、通常、患者さんの待合室と併設されており、受付での会話が他の患者さんに聞かれる可能性の強い場所です。受付業務をするのが歯科助手である場合、法律上の守秘義務は課されていませんが、歯科医院との雇用契約や就業規則で守秘義務が規定されている場合はもちろんのこと、そうでなくても患者さんの治療内容を話題にするのは、個人情報保護やプライバシー保護の観点から慎重でなくてはなりません。

もっとも、治療を終えた患者さんの方から治療内容について話されることもあり、そうした場合にまで会話を拒む必要はありません。しかし、そうであっても会話の内容が他の患者さんに聞かれていることを前提に、内容や声の音量を配慮する必要があります。

また、医院の構造上、受付と待合室にいる患者さんとの距離が十分に取れず、小声で話しても聞こえてしまう場合や、受付担当者や患者さんの聴力によっては声が自然と大きくなってしまう場合もあり、また、どの程度の音量を相当とするのか判断できにくいものがあります。加えて、患者さんの理解力を測ったり、確認を行う業務の意味合いから、次回の診療予定などを受付で話す必要が生まれることもあります。そのため、こうした会話をしたからといって、また、その内容に診療内容が含まれていたとしてもただちに患者さんのプライバシーを侵害する行為とすることはできません。

しかし、受付が診療内容にわたることを患者さんと会話するというのは、いかにもイレギュラーであり、避けた方が無難でしょう。また、どうしても伝える場合には、言葉ではなくメモを見せるなどのくふうが必要です。

クレームにしないための こんなくふう② 受付編

歯科医院の受付において、口頭で個人情報が含まれる情報をお伝えするときに、患者さんにストレスを与えない、クレームにしないためのくふうをしてみましょう。

◉ センシティブな話題はメモで

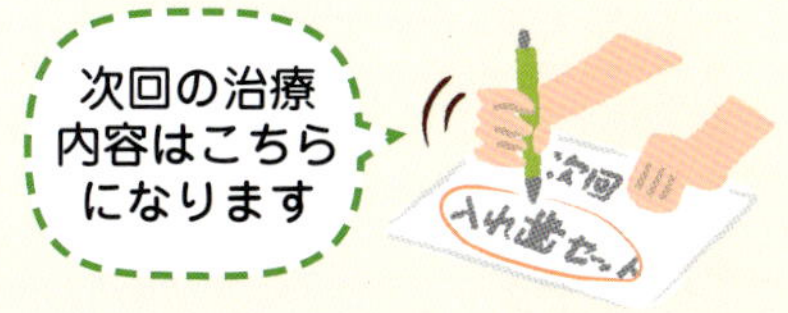
次回の治療内容はこちらになります

◉ 治療関連の話は歯科衛生士に委託

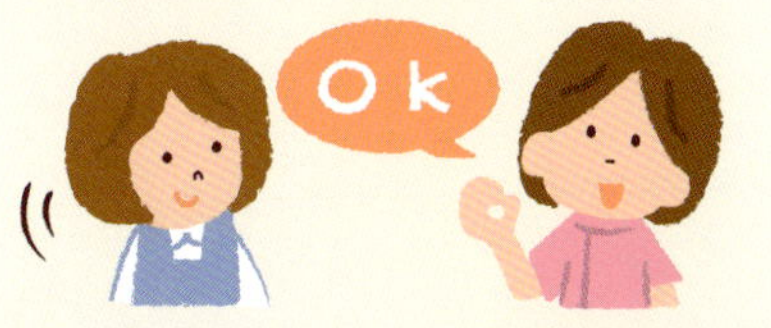

◉ 話し始める前にひと声かける

ちょっとここで×××のお話をしてもよろしいでしょうか

歯科衛生士＋スタッフが負っている法的責任とはなんだろう？

解説1

法律の基本、民事責任／刑事責任／行政責任とは？

歯科医院の法的構造

医業に従事するには、高度の専門性と経験が必要であり、免許を受けた有資格者でないと従事することはできません。歯科医業でいえば、歯科医師、歯科衛生士、歯科技工士などがそれで（総合病院では看護師も従事します）、また、こうした資格をもたない歯科助手や事務職が、そのほかのアシスタント業務で歯科医療を支えています。

患者さんとの関係でいうと、患者さんが治療を求めて歯科医院を来院し、歯科医院側が窓口でカルテに患者さんの氏名などを書き入れると、患者さんと医療開設者（歯科医師や医療法人）との間に歯科診療契約が成立します。この契約は「準委任契約」といわれ、医療開設者は患者さんに対し最善の注意を払った歯科医療を提供する債務を負い、患者さんは歯科医療に協力し、所定の医療費を支払う債務を負います。また、歯科医院に勤務する歯科衛生士や歯科助手は、医療開設者の診療契約の履行を補助します。

歯科衛生士に生じる民事責任

患者さんの診療がスムーズに終了すればいいのですが、トラブルが生じると事態が一変します。たとえば、歯科衛生士が、歯科医師の指示を聞き間違って患者さんに禁忌の薬剤を渡し、それを服用した患者さんに重篤な障害を与えた場合を想定しましょう。この場合、歯科衛生士には民事責任、刑事責任と行政上の責任が発生します。

民事責任とは、患者さんに生じた損害を金銭で賠償することです（民法第417条、第722条）。このような場合、患者さんは通例として医療開設者に対し損害賠償を請求します。というのは、契約上、歯科衛生士の過失は医療開設者の過失とみなされ、使用者としてスタッフの過失を賠償する義務があるからです（民法第715条）。また、医療開設者はこのような場合に備えて損害賠償責任保険に加入しており、ほとんどが保険で処理されます。

しかし、投薬ミスをした歯科衛生士は患者さんに不法行為（民法第709条）をしているため、患者さんは直接歯科衛生士に損害賠償を求めることができ、また、医療開設者の賠償義務を果たした保険会社が歯科衛生士にその一部を求償してくる場合もあります（これに備えて、歯科衛生士も損害賠償責任保険に加入する必要があります）。

歯科衛生士に生じる刑事責任

刑事責任は犯罪者を処罰するもので、警察や検察によって捜査が行われます。また捜査が強制になると、逮捕・勾留により身柄が拘束されます。そして、捜査結果を受けて検察が起訴し、刑事裁判を経て刑罰が科されます。民事では裁判をしなくても損害賠償責任を果たすことができますが、刑事では必ず裁判が必要になります（憲法第37条）。

刑罰は法律で決められており、本事例の業務上過失傷害罪だと5年以下の懲役、禁固又は100万円以下の罰金で、有罪ならこの範囲のなかで裁判所が刑を選択します。有罪判決を受けて刑が確定すると、社会的にさまざまな不利益が生じます。なお、医療事故で有罪になったほとんどの事例は、罰金か執行猶予付きの禁固刑になっています。

歯科衛生士に生じる行政上の責任

行政上の責任は、歯科衛生士の免許の取り消しや業務停止にかかわるもので、免許を出した厚生労働大臣が行います。処分を受けるのは、罰金以上の刑罰に処せられた場合、歯科衛生士の業務に関し犯罪または不正の行為があった場合、心身の障害により業務を適正に行うことができない場合、麻薬、あへん、大麻の中毒者、歯科衛生士として品位を損する行為をした場合とされます（歯科衛生法第8条1項、第4条）。なお不利益な処分であるため、対象者に告知や弁明の機会が与えられています（行政手続法第3節第29～31条）。

医師、歯科医師、看護師について、厚生労働省は処分者の数や具体例を毎年公表していますが、歯科衛生士は公表されていません。これは歯科衛生士の処分者数が少ないからと思われます。なお、厚労省は「医師及び歯科医師に対する行政処分の考え方について」をホームページで公表しています。

この3つの責任は、たとえば交通人身事故がそうであるように、刑事罰が科されるような重い違法行為は、民事的な損害賠償責任はもちろん、行政処分の対象になる可能性が強いといえます。

患者情報の確認1

公共の場で患者さんの話をする場合の注意点は？

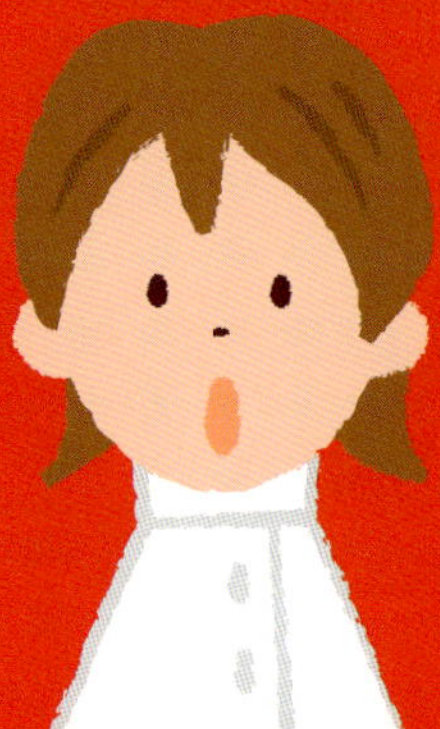

たとえばこんな状況

医院のスタッフ仲間と他の客もいる喫茶店で、「患者の△△さん、結婚したらしいよ、かなり若い人と！」という話で盛り上がってしまったら

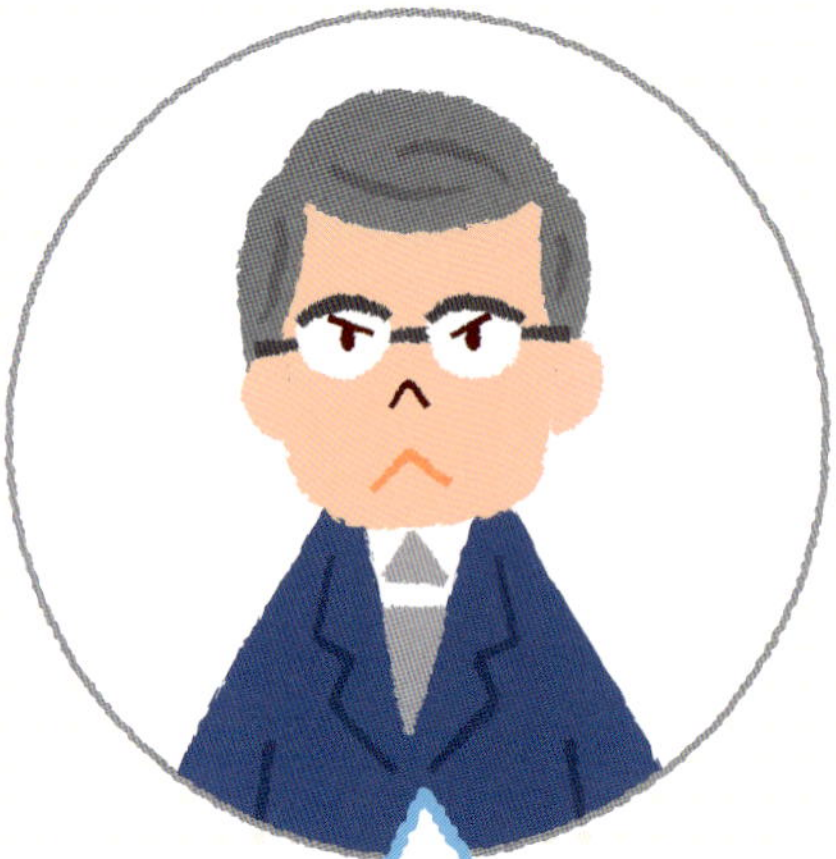

公共の場で患者さんについて話すときはイニシャルを使いましょう。また、イニシャルトークであっても、患者さんのセンシティブなプライバシー情報について話すのは控えましょう。

診療上知り得た患者さんの疾患や口腔内のようすは、絶対に公共空間で話してはいけない

患者さんにかかわる情報についての世間話を、他人が聞くことが可能な喫茶店などの公共の場でする場合、会話内容には注意が必要です。患者さんの話題を歯科医院の建物内にて、また、仲間内で話すことはあるでしょう。また、治療のための医療情報は、歯科医師以下のスタッフで共用する必要がありますから、第三者が関与しない場でこうしたことが話し合われることには問題はありません。しかし、院外の他人が知りうる環境において、こうした話題をすることは、個人情報保護の観点からは避けなければならないことです。

では、「たとえばこんな状況」に示したような会話内容はどうでしょうか。患者さんの結婚の有無やその相手に関する情報は、個人情報です。個人情報にかかわる情報を、すべて守秘義務を課されるプライバシー上の秘密とすることはできませんが、両者の重なり合いは強いといえます。

もし、会話がイニシャルトークでなされていれば、結婚やその相手の方が若いということだけで誰を指しているのかを特定することはできず、また、結婚は公表がはばかられるようなセンシティブな情報ともいえないため、それが喫茶店で話されたとしても、患者さんのプライバシーを侵害するとまではいえないでしょう。

しかし、個人が特定されなければ何でも話していいのかというと、それも違います。診療上知り得た患者さんの病気や口腔内のようすなどは、センシティブなプライバシー情報といえるため、これを喫茶店等の公共空間で話すのは避けなければなりません。

医療における〝秘密〟って、どこまでの範囲？

医療における〝秘密〟とは、一般に知られておらず、また、他人に知られることが患者さんに不利益となる事実のことを指します。さらに、患者さん本人の秘密のほか、医業に従事する過程で知り得た患者さん以外の秘密も含まれます。

なお、平成27年9月に個人情報保護法が改正・公布されましたが（全面施行は公布から2年以内）、それが施行された場合、要配慮個人情報〔※〕の保護が新たに打ち出され、また、個人情報を業務として取り扱う事業所に勤務している従業者が、自己もしくは第三者の不正な利益を図る目的で個人情報を提供したり盗用すると、1年以下の懲役又は50万円以下の罰金に処せられることになりました。

※要配慮個人情報とは……
- 人種、信条、社会的身分、病歴（遺伝情報含む）、犯罪被害を受けた事実、前科・前歴など

患者情報の確認2

SNSやインターネットにおける患者情報の扱いかたは？

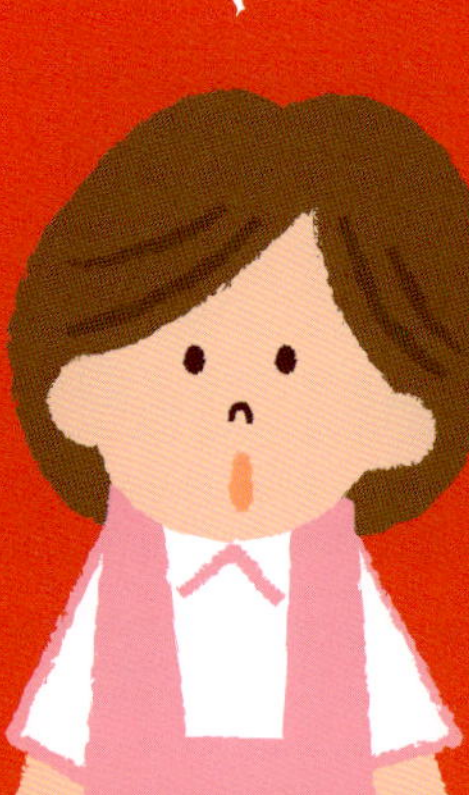

たとえばこんな状況

友人同士でつながっているだけだからと、SNS の公開アカウントで「今日もまた×さんが髪の毛フケだらけで来院した(；´Д`)」と実名投稿したら

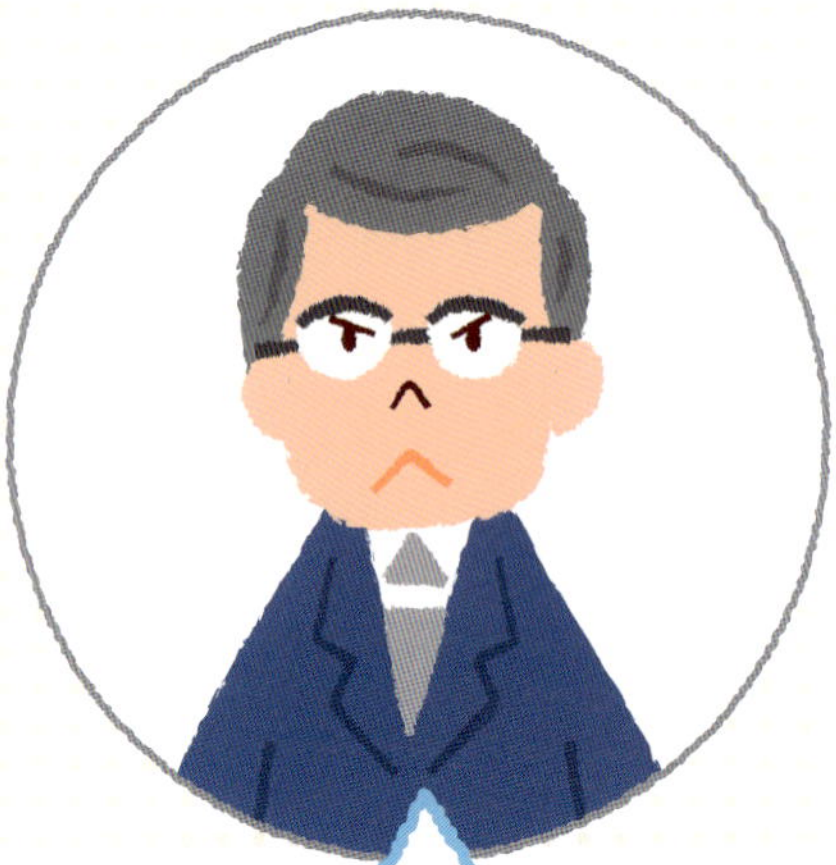

同意なしに患者さんの情報をインターネットに流すことはできません。また患者さんの名誉をおとしめる内容を不特定多数へと発信することは、名誉棄損になるため、気をつけなければなりません。

取り返しのつかないしっぺ返しを受けることもあるネットでの情報発信

従来からインターネット上ではホームページが開設され、さまざまな情報発信が行われて来ました。その後、ブログ、ツイッター、フェイスブック、LINEといったソーシャルネットワーキングシステム（SNS）などのさまざまなシステムやサービスが利用され、情報発信に利用されています。これらは気軽に利用できる一方、発信されてしまうと取り消しができない怖さがあります。

また、これらの電子媒体を使って問題のある情報を発信すると、発信者のIPアドレスから発信者がたちどころに探知、特定され、今度は発信者に向けての攻撃が開始されます。いわゆる〝炎上〟です。実際、著名人の来店や行動をツイートしたショップ店員が炎上の対象となり、発信者の細かな個人情報がネットにさらされ、発信者の退職や勤務先会社の謝罪へと追い込まれることが繰り返されています。

ましてや医療機関の場合、患者さんの個人情報やプライバシーを守るべき医療従事者が発信したことが分かると、大きな社会的制裁を受けることにもなりかねません。SNSを使った患者さん情報の発信は控えてください。

「たとえばこんな状況」にある「今日もまた髪の毛フケだらけで来院した」というような内容は、事実だとしても患者さんの社会的名誉をおとしめる表現と言えます。それがインターネットをつうじて社会に発信されれば、瞬時に不特定多数の人がその情報を閲覧できる状態となるため、名誉毀損に該当します。もっとも、イニシャルを用いて個人が特定されないようにしていれば名誉毀損が成立するとはいえませんが、こうした患者さんのマイナス情報を発信することは、発信者自身や勤務先の歯科医院の品位を害します。

企業の〝炎上〟事例

著名人が来店したとき、その行動や購入した商品、また、受けたサービスなどをショップ店員がネット上で発言し、それがネットで炎上する事例は毎年のように発生しています。

〝炎上〟の責任は誰がとる？

顧客情報を漏らした人物は瞬く間に特定され、名前、勤務先、経歴や顔写真までネット上にさらされたり、勤務先から懲戒処分を受けるなどの大きな代償を払うことがあります。

また、そうした社員の勤務先は、上司や経営者が謝罪の会見を開いたり、謝罪文を発表するなどして棄損された企業イメージの回復に努めますが、そのために費やすコストは莫大です。長年の努力で培った信用は、1日で崩れてしまうのです。

患者情報の確認3

学術発表における患者情報の扱いかたは？

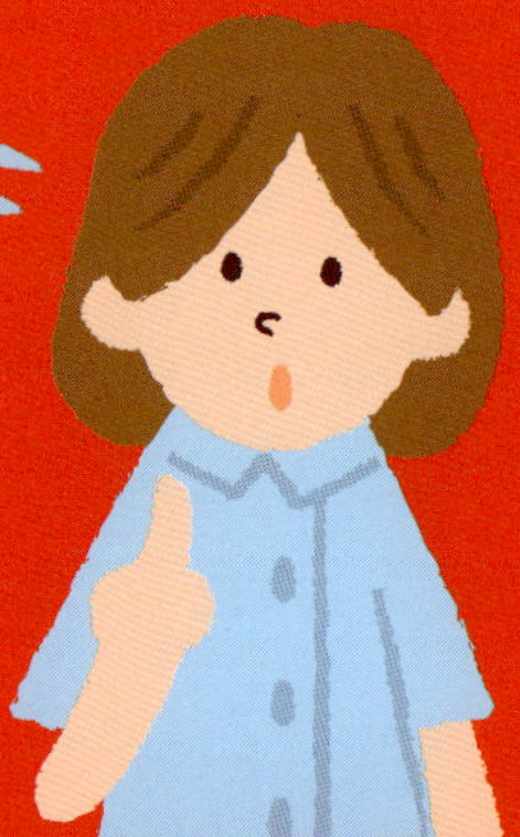

たとえばこんな状況

学会や院外の勉強会で症例発表の機会を得たが、患者さんの許可なく写真や診査資料、治療経過の公開をしてしまったら

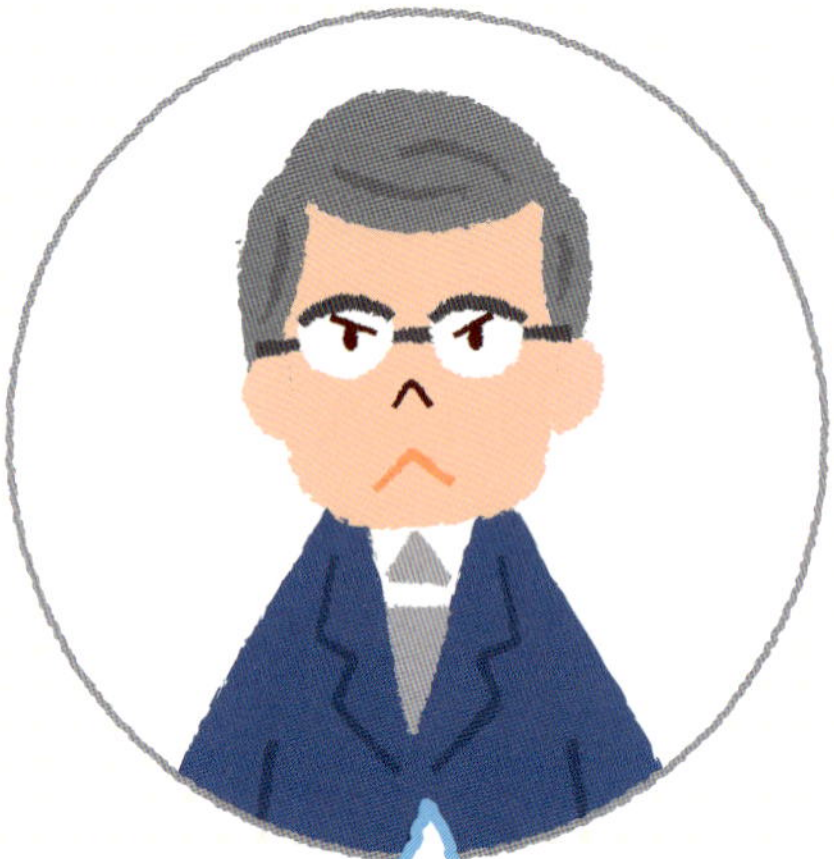

どれほど意義のある学術発表でも、資料が個人情報である以上、院外での発表には必ず直接、患者さんから同意書を得ましょう。

患者さんの写真や治療経過は個人情報であり、かつセンシティブなプライバシー情報です

患者さんの個人情報には、氏名、生年月日などの個人を識別できる情報のほかに、診断名、既往歴、検査結果等のセンシティブな情報が含まれます。個人情報の取得や利用には、事前に利用目的を公表するか本人の同意を得ることが必要とされますが（個人情報保護法第15〜18条）、患者さんの診療情報を学会の発表などの院外で用いるには、あらかじめその利用の可能性と目的を院内に掲示して公表するか、あるいは該当患者さんの同意を取り付ける必要があります。また、取得した個人情報を第三者に提供するには、原則として、本人の同意が必要とされます（同法第23条）。

症例写真や治療経過は患者さんの個人情報であり、かつセンシティブなプライバシー情報です。それを院外で発表（利用）するのは第三者に個人情報を提供することになるため、あらかじめ本人から同意を得ておく必要があります。学術目的で社会に役立つからといって、利用に本人の同意や許可は不要とすることはできません。また、症例を歯科医院のホームページ等に掲載する場合も同じ扱いです。この点、発表の方法をくふうし、患者さん個人がまったく特定・識別されないようにすれば個人情報ではなくなり、発表や利用に本人の同意を得る必要がなくなります。

他方、院内での勉強会で患者さんの症例情報が発表される場合には、同一事業者内のことであり、第三者利用には当たらず、本人の同意は必要ありません。そうした場合であっても、開示される情報は勉強会の目的に沿ったものとし、それ以外の患者さんの私生活にわたる情報が開示されることのないよう配慮する必要があります。

なお、平成27年9月に個人情報保護法が改正され、患者さんの病歴は要配慮個人情報として、取得や第三者への提供について当該患者さんの同意を得ることが原則となりました。また今後、改正法の施行に合わせ、病歴と同様に政令によって保護されるセンシティブなプライバシー情報が具体化されるものと予想されます。

症例発表の際に患者さんにお願いする同意書の例

患　者　同　意　書

発表者の＿＿＿＿＿＿＿＿＿＿氏より、××歯科学会における私の症例にかかわる発表について、私のプライバシーが守られることや、目的・内容・発表形式についても十分な説明を受けました。

私はこの説明を理解したため、その趣旨に沿い、演題発表のときに私の歯科治療場面やその過程における資料の使用を承諾します。

年　　月　　日

患者署名：＿＿＿＿＿＿＿＿＿＿＿＿＿＿㊞

代諾者署名：＿＿＿＿＿＿＿＿（続柄：＿＿）㊞
（患者自身が署名できない場合）

患者情報の確認4

カルテ、検査記録などの院内資料の扱いかた

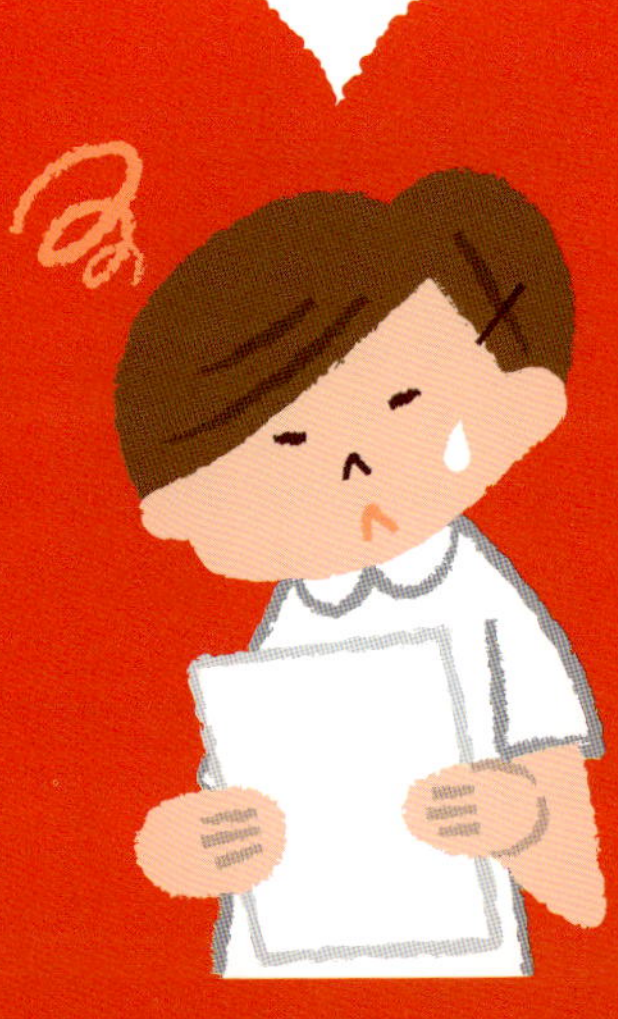

たとえばこんな状況

院内勉強会用の症例発表資料を作る時間がなく、仕方なく患者さんのカルテを自宅に持ち帰って発表資料を作成してしまったら

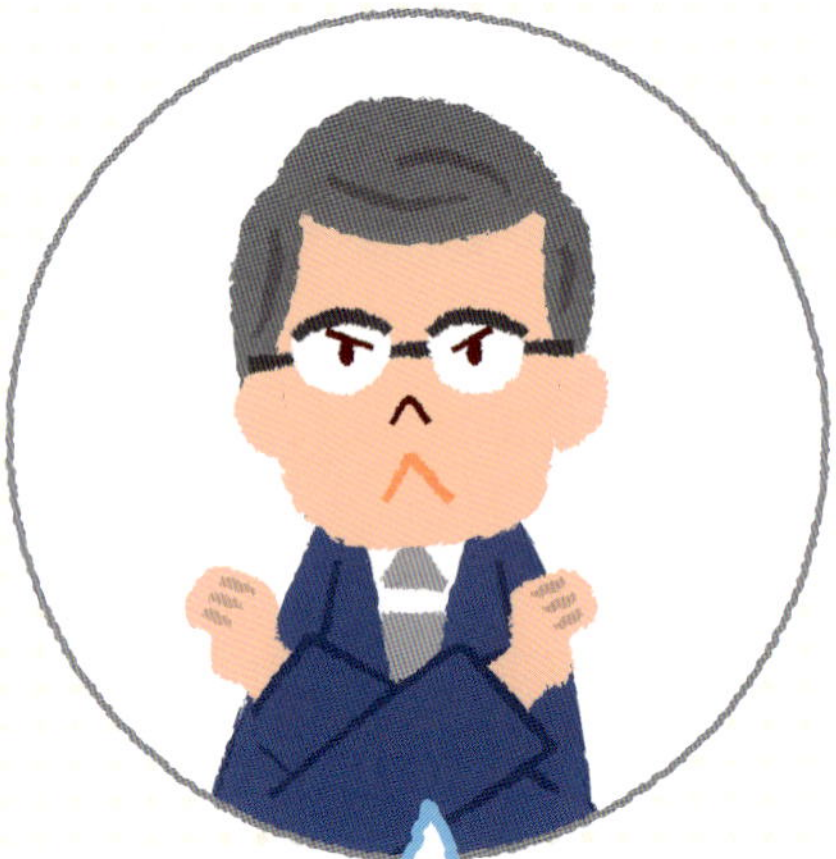

カルテや検査記録を院外に出すことは、患者さんの個人情報・センシティブ情報が第三者の目に触れる可能性が高くなることであり、絶対にしてはいけません。

歯科医師の許諾なしにカルテを勝手に院外へ持ち出すと、窃盗罪になることも

カルテ（診療録）には患者さんの個人情報、医療情報等が記載されています。また、歯科医師は、診療をカルテに記載する義務やカルテの保存義務を負担しており（歯科医師法第23条）、カルテは歯科診療の中心をなす医療記録です。それが院外に持ち出されると、紛失や盗難被害等により、患者さんのセンシティブなプライバシー情報が第三者の目に触れる可能性が生じるだけでなく、また、歯科診療に重大な障害をもたらします。

とりわけ、漏洩した患者さんの情報がインターネットなどにさらされたりすると、患者さんのプライバシーが侵害されるばかりか、医療側にも重大な不利益が発生します。したがってどのような理由であれ、カルテや検査記録等は院内での保管とし、院外に持ち出してはなりません。

加えて、カルテや画像等の検査記録の所有者および保管者は、歯科医師（または医療開設者）と解されます。もし、保管者である歯科医師の承諾なくしてこれらを勝手に院外に持ち出すと、刑法的に窃盗罪に問われる可能性もあるのです。

⊙ 歯科医師法第23条

「歯科医師は、診療をしたときは、遅滞なく診療に関する事項を診療録に記載しなければならない。」
「2．前項の診療録であつて、病院又は診療所に勤務する歯科医師のした診療に関するものは、その病院又は診療所の管理者において、その他の診療に関するものは、その歯科医師において、5年間これを保存しなければならない。」

もし違反したら……？ → **50万円以下の罰金**

なお、歯科医師の許諾を得てカルテ等を利用する場合、原本を持ち出さず、コピーやPDFなどでファイル化したものを自宅に持ち帰るか、自分あてにメール送信するなどの方法が可能です。この点、電子カルテは、元データがパソコンの中にあるため、それをプリントアウトしたものを同様の方法で持ち出すことが可能となります。しかし、注意をしていても、患者さんの医療情報を院外に持ち出せば漏洩の危険が生じ、現実に紛失事故などが発生してしまうと、申し開きのできない状況に陥ることは覚悟しなければなりません。

もしカルテを紛失しても、それだけでは法的責任は発生しません。しかしそれが第三者の目に触れると過失でプライバシーを侵害したことになり、損害賠償責任（慰謝料）が発生します。第三者に無断閲覧させた場合は意図的な漏洩となるため、歯科医師や歯科衛生士は守秘義務違反で刑法や歯科衛生士法で処罰されたり、民事上の損害賠償責任も問われます。

接遇 の確認1

スタッフによる患者さんへの不満等を本人や他の患者さんに聞かれたら?

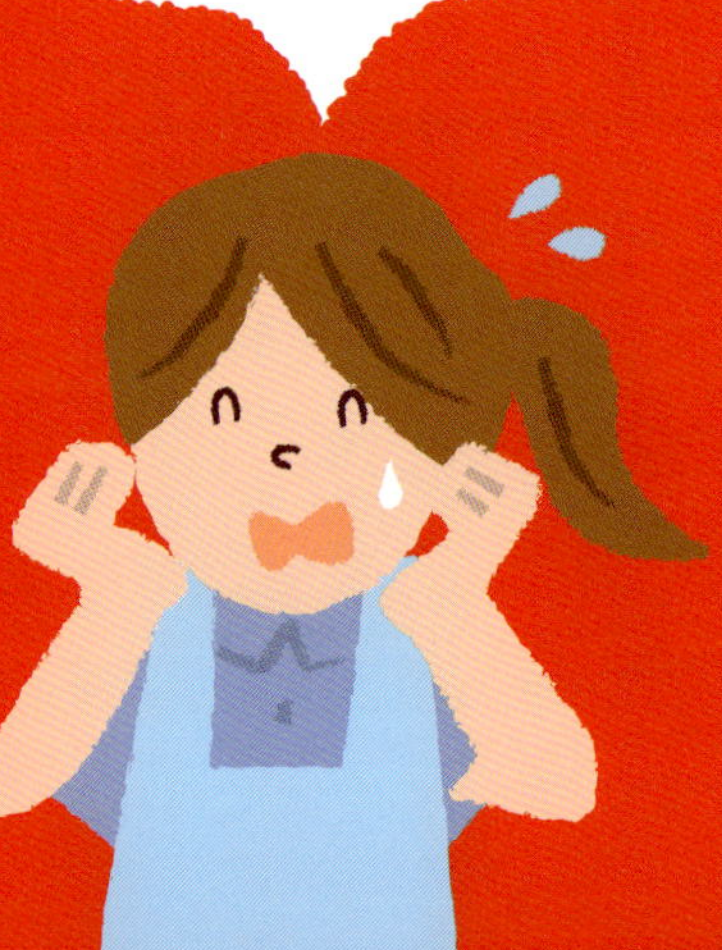

たとえばこんな状況

受付の裏で、うっかり患者さんへの文句を大きな声で口に出してしまい、それが受付にいた本人に聞こえてしまったら

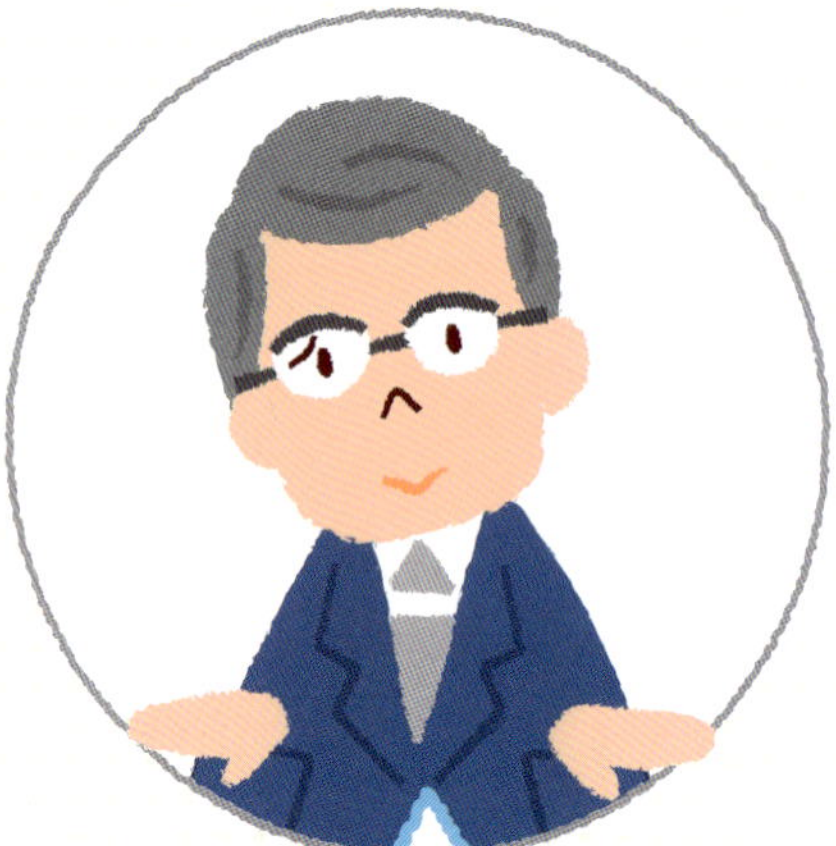

名誉毀損や侮辱罪にはなりませんが、社会人として、医療スタッフとして決してほめられた行動ではありません。歯科医院にはいろんな人の目があることを自覚し、行動を慎みましょう。

地域で、歯科医院の評判を落とすこともありえるうわさ話

歯科医院を受診する患者さんは年齢、性別はもちろん性格もさまざまであり、大らかな人もいれば、細かい方などいろいろいらっしゃいます。また、医療スタッフが職業意識をもって接しても、患者さんのなかには対応や応接に苦労する方が必ずおり、そうした方を担当したスタッフが、診察台を離れた患者さんの不満を口にして、鬱憤を晴らしたくなることもあるかと思います。しかし、それをすれば他人に聞かれる危険性が生じます。

それに、治療を受けるため受診した歯科医院で、スタッフが患者さんの陰口や悪口を話しているのを聞くというのは、患者さんにとってそれが他人のことでもきわめて不快であり、当の本人が聞けば、さらに複雑な問題に発展します。

ところで、スタッフが、受付の裏で患者さんの名誉を毀損する言動や患者さんを侮辱する言動をしても、ただちに刑法上の名誉毀損罪や侮辱罪になるものではありません。というのは、これらの犯罪が成立するには、「その内容が不特定または多数の人に伝わる状況において、意図して患者さんの評価をおとしめる情報提供がなされること」が必要とされるからです。他人には聞こえないと思って話していれば、犯罪の故意が否定されます。また、本人がその内容を聞いたかどうかは、犯罪の成立に影響を及ぼすものではありません。

しかし、犯罪が成立しないとしても、民事的には違法な言動として評価される可能性がありますし、何より、歯科医院の雰囲気やモラルを低下させないためにも、日ごろの言動には注意する必要があります。

たとえばどんなことが名誉棄損罪や侮辱罪に該当する？

名誉棄損罪と侮辱罪、この両者を区別するのは、その人の社会的評価を貶める具体的な事実を示したかどうかです。

⊙ 名誉毀損罪が成立する例

twitterやブログ、ネット掲示板（＝不特定多数の人に伝わる状況）に患者さんの実名を出して、「受診のたびに女性スタッフの体を触ってくる」「約束した自費の診療費を払わず、請求すると逃げ回る」などと投稿すると、それが事実であってもこれは当該患者さんの社会的評価を貶める表現といえるため、名誉毀損罪が成立します。

⊙ 侮辱罪が成立する例

twitterやブログ、ネット掲示板に、患者さんの実名を出して、「バカだから説明が理解できない人だ」「田舎者でダサい」などと投稿すると、侮辱罪となります。

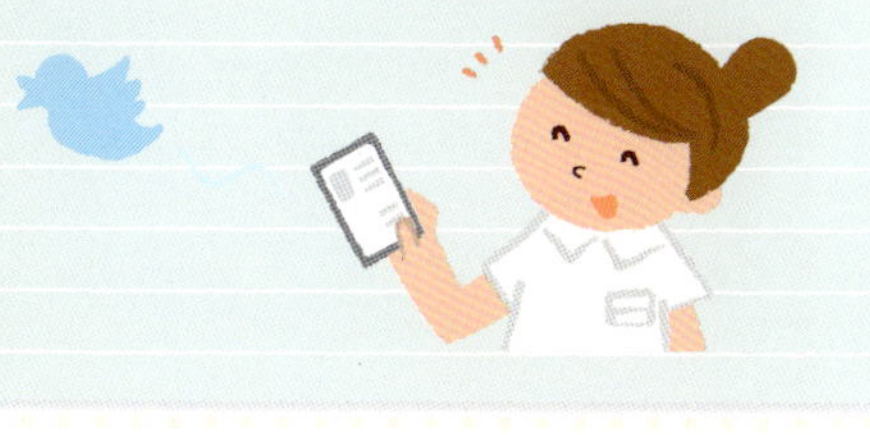

施設管理の確認1

歯科医院の感染管理責任は、法律上どのように扱われる？

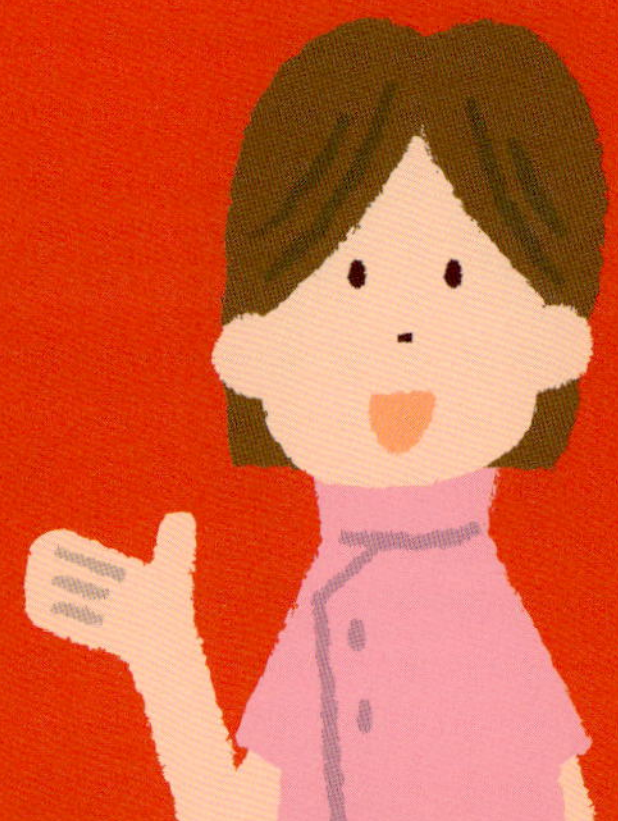

たとえばこんな状況

患者さんの歯みがき指導用の歯ブラシやその他のディスポーザブルにすべき器具を、超音波洗浄後に再度使用したら

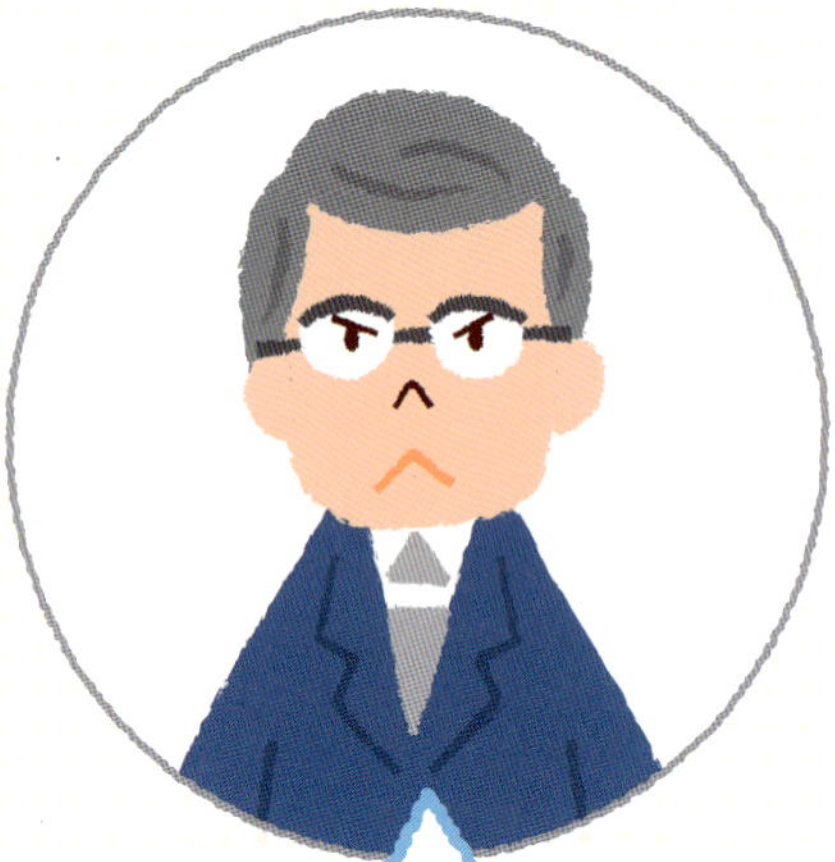

具体的な健康被害の発生がなければ罪に問われませんが、患者さんと医院のスタッフを感染症の危険にさらすことは、医療人としてあってはならないことです。

安全と信頼はコストカットできない！ さまざまな学びで院内の感染管理意識を高めよう

清潔であるべき医療機関でも、院内感染は発生しえます。院内感染には、患者さんが原疾患とは別に感染して発症するものと、医療従事者が医療機関内において感染して発症するものがあります。これは医療関連感染ともいわれ、厚生労働省は、院内感染対策として、「医療機関等における院内感染対策について」（平成23年6月）などの通知を出し、医療機関向けに院内感染対策のガイドラインや留意事項をとりまとめています。

感染予防において重要になるのが、院長（施設管理者）の意識の高さです。院長は感染予防管理の法的な責任者ですが、院長が感染症の危険に鈍感であれば、スタッフに対する啓発や教育は期待できません。また、感染症予防は、スタッフにとっても自分の身に及ぶことであるため、さまざまな機会に行われる研修会や講習会に積極的に出席し、感染予防の意識や技術を高める必要があります。

「たとえばこんな状況」のように、用いた歯ブラシを超音波洗浄で洗っても、消毒・滅菌したことにはならず、感染症の危険がともないます（なお、医療機器の洗浄・消毒・滅菌については、複数の出版社からガイドラインが刊行されています）。歯科衛生士が、来院した患者さんに歯みがき指導を行うことは、歯科保健指導として重要な業務ですが、こうした不衛生な歯ブラシを使い回すことは、歯科医院を信頼して受診されている患者さんにはもちろんのこと、スタッフであるあなた自身も、感染症の危険にさらされていることを認識してください。安全と信頼はコストカットできないのです。

院内感染対策には、こんなガイドラインを参考にしてみよう

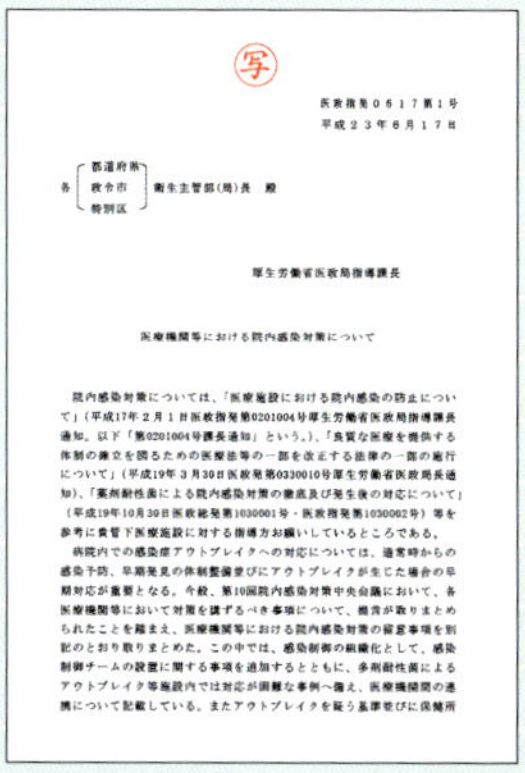
写

医政指発0617第1号
平成23年6月17日

各〔都道府県・政令市・特別区〕衛生主管部(局)長　殿

厚生労働省医政局指導課長

医療機関等における院内感染対策について

院内感染対策については、「医療施設における院内感染の防止について」（平成17年2月1日医政指発第0201004号厚生労働省医政局指導課長通知。以下「第0201004号課長通知」という。）、「良質な医療を提供する体制の確立を図るための医療法等の一部を改正する法律の一部の施行について」（平成19年3月30日医政発第0330010号厚生労働省医政局長通知）、「薬剤耐性菌による院内感染対策の徹底及び発生後の対応について」（平成19年10月30日医政総発第1030001号・医政指発第1030002号）等を参考に貴管下医療施設に対する指導方お願いしているところである。

病院内での感染症アウトブレイクへの対応については、通常時からの感染予防、早期発見の体制整備並びにアウトブレイクが生じた場合の早期対応が重要となる。今般、第10回院内感染対策中央会議において、各医療機関等において対策を講ずるべき事項について、提言が取りまとめられたことを踏まえ、医療機関等における院内感染対策の留意事項を別記のとおり取りまとめた。この中では、感染制御の組織化として、感染制御チームの設置に関する事項を追加するとともに、多剤耐性菌によるアウトブレイク等施設内では対応が困難な事例へ備え、医療機関間の連携について記載している。またアウトブレイクを疑う基準並びに保健所

⦿ 医療機関等における院内感染対策について
（厚生労働省．http://www.mhlw.go.jp/topics/2012/01/dl/tp0118-1-76.pdf，2016年3月8日アクセス）

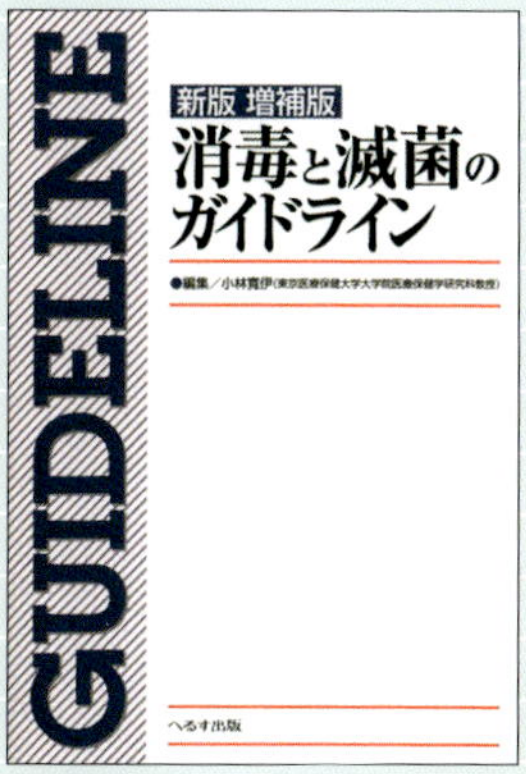

⦿ 消毒と滅菌のガイドライン
（小林寛伊〔編〕，へるす出版：刊，3,800円〔税抜〕）

施設管理の確認2

医療機器・薬剤の管理については だれが責任をもつのか

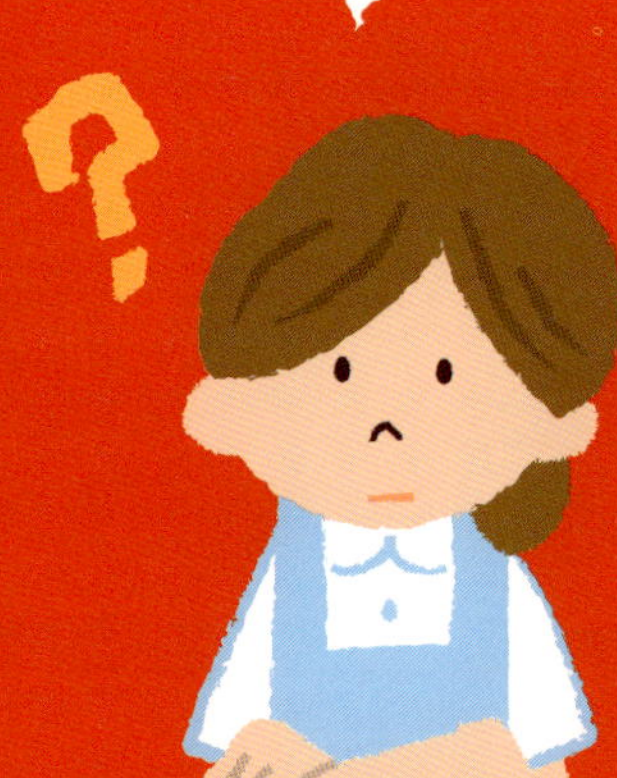

たとえばこんな状況

医院にある使用期限切れの薬剤を、そうだと知りながら、あるいは知らずに患者さんに処方したり、業務に使用してしまったら

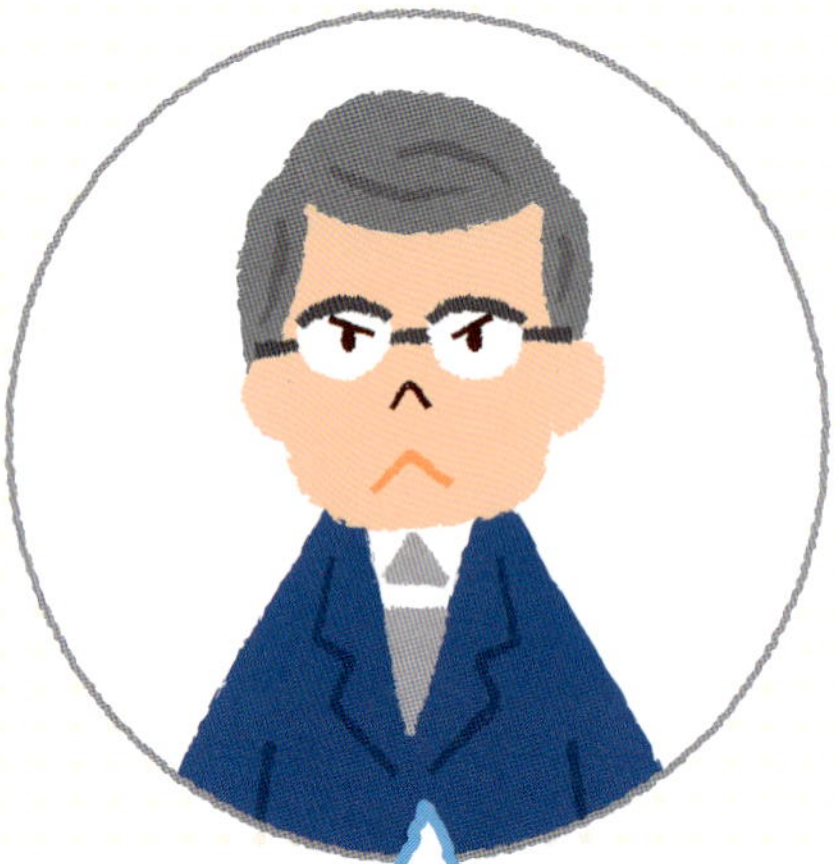

誤った処方によって患者さんに健康被害が生じると、歯科医師やそれを知って処方したスタッフに刑事、民事上の責任が発生します。

各診療所には「医薬品の安全使用のための業務手順書」があるはずです。確認してみましょう

患者さんに安全、安心の医療を提供するという観点から、平成18年6月に「良質な医療を提供する体制の確立を図るための医療法等の一部を改正する法律」が立法されました。これにより平成19年4月から、病院、歯科診療所の管理者（院長）には、自院での医薬品、医療機器の安全使用、管理体制の整備についてまとめた「医薬品の安全使用のための業務手順書」の作成が義務づけられています。また同法に関連して通達された『医薬品の安全使用のための業務手順書』作成マニュアル」には、歯科の場合、他の一般医科では使用しない局所麻酔薬等の医薬品や毒物・劇物も多くあり、その管理に十分注意を払い、特に医薬品の腐食性について留意する旨が記載されています。

医薬品の品質管理として、有効期間・使用期限の管理をすること、医薬品ごとの保管条件の管理を行うこと、また、必要に応じた品質確認試験の実施をすることが求められます。

薬剤によっては、使用期限を過ぎると変質や分解等の変化で毒性をもつ場合が少なくありません。大丈夫と言って使用期限切れの薬剤を処方するのは、医療機関として論外というほかありません。

ただ、使用期限切れと知りながら薬剤を処方したからといって、ただちに刑罰に触れるような違法行為があったとすることはできません。しかし、それが原因で健康被害が生じる事故となれば、刑事、民事、行政上の責任が問われる事態となります。「安全と信頼はコストカットできない」と、つねに肝に銘じましょう。

⊙ 医薬品の安全使用のための業務に関する手順書

新省令第1条の11第2項第2号ハに規定する医薬品の安全使用のための業務に関する手順書（以下「医薬品業務手順書」という。）については、医薬品の取扱いにかかる業務の手順を文書化したものであること。

病院及び患者を入院させるための施設を有する診療所における医薬品業務手順書の作成又は変更は、安全管理委員会において協議した上で行うこと。

医薬品業務手順書には、病院等の規模や特長に応じて、次に掲げる事項を含むものであること。

①病院等で用いる医薬品の採用・購入に関する事項
②医薬品の管理に関する事項（例＝医薬品の保管場所、薬事法（昭和35年法律第145号）などの法令で適切な管理が求められている医薬品（麻薬、向精神薬、覚せい剤原料、毒薬・劇薬、特定生物由来製品等）の管理方法）
③患者に対する医薬品の投薬指示から調剤に関する事項（例＝患者情報（薬剤の服用歴、入院時に持参してきた薬剤等の収集、処方せんの記載方法、調剤方法、処方せんや調剤薬の監査方法
④患者に対する予約や服薬指導に関する事項
⑤医薬品の安全使用に係る情報の取扱い（収集、提供等）に関する事項
⑥他施設（病院等、薬局等）との連携に関する事項

医薬品業務手順書は、作成後も必要に応じて見直しを行う必要があること。

なお、病院等において医薬品業務手順書を策定する上で、別途通知する「医薬品の安全使用のための業務手順書マニュアル」（平成19年3月30日付医政総発第0330001号、医薬総発第0330002号）を参照のこと。

（厚生労働省．良質な医療を提供する体制の確立を図るための医療法等の一部を改正する法律の一部の施行について．http://www.mhlw.go.jp/topics/bukyoku/isei/i-anzen/hourei/dl/070330-1.pdf．2016年3月8日アクセス）

歯科衛生士＋スタッフが負っている法的責任とはなんだろう？

解説2

法律上の医療行為とは？

歯科衛生士の業務範囲とは

歯科衛生士の資格や業務を定めるのが、歯科衛生士法です。同法は歯科衛生士のできる業務を、

①歯科予防処置（歯の露出面などの付着物を機械的操作によって除去し、歯および口腔に対して薬物を塗布すること）

②歯科医の歯科診療補助

③歯科保険指導

の3種類としています（第2条）。

また、歯科予防処置は歯科衛生士でなければできない業務であること（第13条）、歯科診療補助を行う場合、臨時応急の手当を除き、歯科医師の指示がなければ診療機械を使用し、医薬品授与や医薬品についての指示、そのほか、衛生上危害を生じるおそれのある行為をしてはならないこと（第13条の2）、また、歯科衛生士は歯科医師などと緊密な連携を図って業務を行うこと、とされています（第13条の5）。

歯科医療の中心を担うのは歯科医師であり、歯科医師でなければ歯科医業をしてはならないとされます（歯科医師法第17条）。歯科衛生士は、その例外として、前記の業務を行うことが認められているのです。

歯科衛生士の医行為とは

では歯科衛生士は、具体的にどこまでの診療業務を行うことができるのでしょうか。この点について歯科医師法や歯科衛生士法では、歯科医行為を「絶対的歯科医行為」と「相対的歯科医行為」に区別し、歯科衛生士にできるのは相対的歯科医行為であり、絶対的歯科医行為は歯科医師の指示があってもできないと解釈されています。（歯科）医行為というのは、「医師の医学的判断及び技術をもってするのでなければ人体に

危害を及ぼし、または危害を及ぼすおそれのある行為」（平成17年7月26日医政発第0726005号〔※〕）とされますが、このうち歯科の専門的で高度な技量、知識、経験がないと対応できないものや、健康被害が発生しやすい医療行為を「絶対的歯科医療行為」といい、そうではないものを「相対的歯科医行為」と概念的に区別することができます。しかし、その判断は必ずしも容易ではありません。それでも、たとえば患者さんを診断する、侵襲的な医療について患者さんからインフォームドコンセントを取る、歯を切削したり、口腔内の切開や抜歯などの観血処置を行う、精密印象を取る、歯石除去術のための鎮痛処置を除いた薬剤の皮下注射や歯肉注射をする、抜髄・根管拡大・根管充填を行う、クラウン・ブリッジの支台歯形成、咬合調整などは、歯科医師でなければできない医療行為とされており、歯科衛生士はその技術を習得している／していないにかかわらず、関与を控えなければなりません。

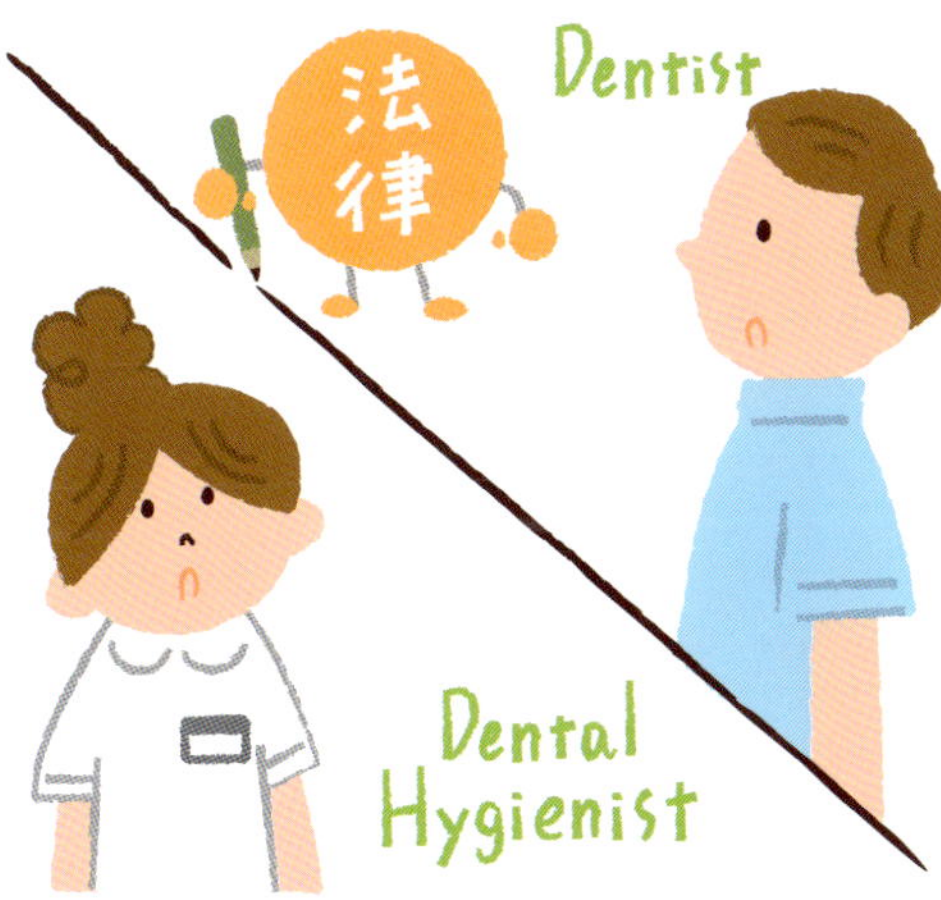

歯科衛生士が絶対的歯科医行為を行った場合の問題点

では、絶対的歯科医行為を歯科医師の指示で歯科衛生士が行った場合はどのような問題が生じるでしょうか。その場合、医療行為をした歯科衛生士も指示を出した歯科医師も、ともに歯科医師法に違反することとなり、3年以下の懲役もしくは100万円以下の罰金の対象となります。そうなれば、患者さんに具体的な健康被害が発生しなくても、歯科医師や歯科衛生士は刑事処罰を受け、それに前後して免許の取り消しや業務停止の行政処分が下されることになります。これは歯科衛生士にはできる相対的歯科医行為を、歯科医師や歯科衛生士が無資格者である歯科助手やスタッフに命じて手伝わせた場合も同様であり、歯科医師法または歯科衛生士法違反の問題が生じることになります。

ですから、歯科医院は院長以下、スタッフ全員が法令遵守を徹底し、違法な医療が施術されないようつねに気をつけなければなりません。また、万一実際に違法な医療行為をすれば、責任は免れないことを理解し、誰に言われても、スタッフは無資格診療を断る勇気をおもちください。

※厚生労働省．医師法第17条、歯科医師法第17条及び保健師助産師看護師法第31条の解釈について（通知）．http://www.mhlw.go.jp/stf2/shingi2/2r9852000000g3ig-att/2r9852000000iiut.pdf．2016年3月8日アクセス．

医療行為の確認1

歯周基本治療などに過誤があった場合、歯科衛生士が訴えられるか

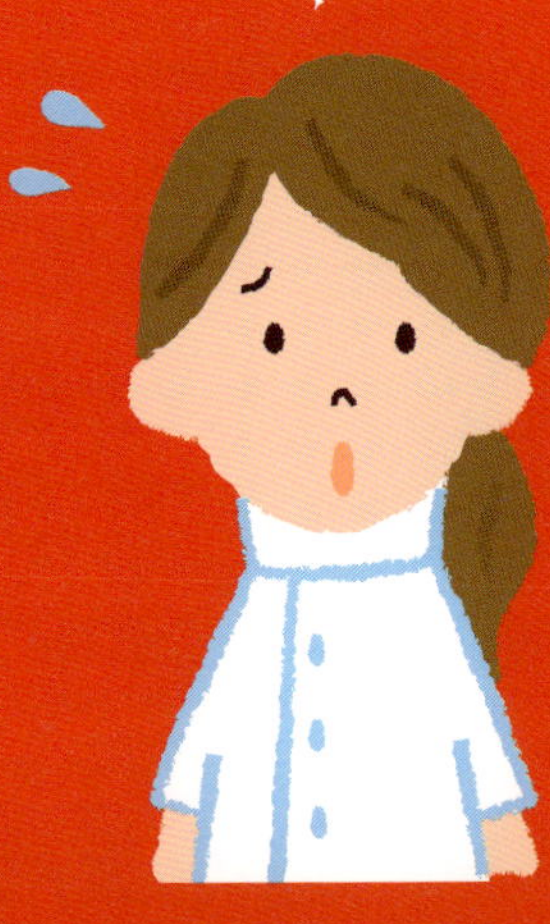

たとえばこんな状況

患者さんから、「歯石除去でいつも歯に痛みが走るようになった。慰謝料を払え」と担当歯科衛生士に対してクレームが入ってしまったら

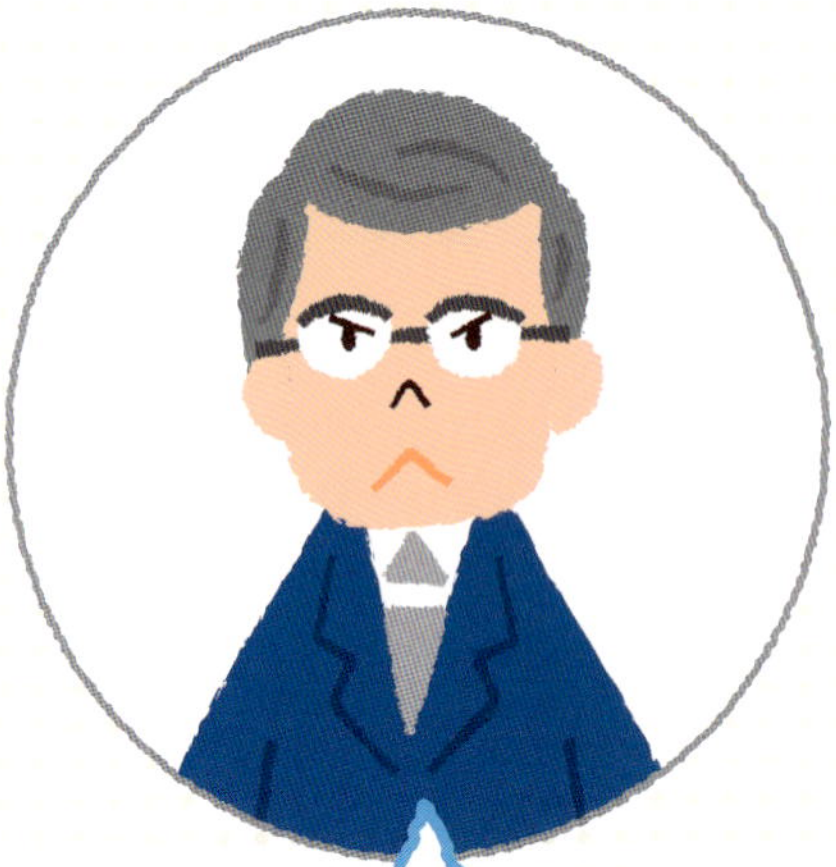

もちろんその責は歯科医院に問われますが、患者さんは個別に歯科衛生士に対して直接慰謝料を請求することができます。

患者さんに賠償した医療開設者や、保険会社から歯科衛生士に求償されることも

歯科衛生士の業務のうち、歯石除去は歯科予防処置の代表例で、歯科衛生士法には「歯牙露出面及び正常な歯茎の遊離縁下の付着物及び付着物を機械的操作によって除去すること」（同法第2条1項）と規定されています。歯石を除去するスケーラーには超音波やエアーを使うものもあり、こうした機械が使われると、患者さんからすると歯を削られる感覚に似たものがあり、「歯石除去をされたところに痛みが走るようになった」とか、「勝手に歯が削られてしまった」というクレームが出て、慰謝料を請求されることがあります。多くは患者さんの思い込みや誤解によるものとして終わるのですが、では実際に歯科衛生士に手技ミスがあった場合はどうなるのでしょうか。

　患者さんは、歯の治療のために歯科医院を受診しますが、法的に見たとき、このときに医療開設者（歯科医師や医療法人）との間で、歯科診療契約が結ばれると解釈されます。そして歯科衛生士は、契約をした医療開設者の手足となって歯科診療を補助する立場にあるとされます（これを履行補助者といいます）。履行補助者である歯科衛生士に過失があった場合、契約をした医療開設者の過失とみなされ、医療開設者は契約上の債務不履行責任（＝損害賠償責任）を負担します。これとは別に、患者さんはミスした歯科衛生士に対して不法行為（民法第709条）を理由に損害賠償を直接請求することができますし、さらに、患者さんに金銭賠償した医療開設者や保険会社からその一部について求償されることもあるのです。「私は関係ない」とのんきに構えていることはできないのです。

手技ミスがないのに患者さんからクレームが出た場合は……。

❶エックス線写真・口腔内写真などを見せて、医療過誤がなかったことを説明する（必要によっては歯科医師にも同席してもらう）

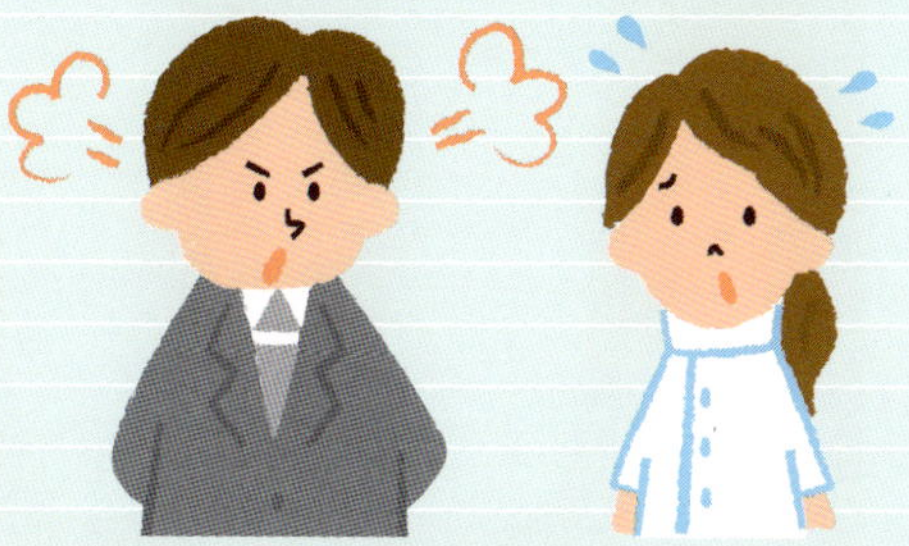

❷患者さんの痛みや不安をいつでもケアする構えが歯科医院側にあることをお伝えしましょう！

医療行為の確認2

歯科助手は、指示を受ければカルテ記入ができるか

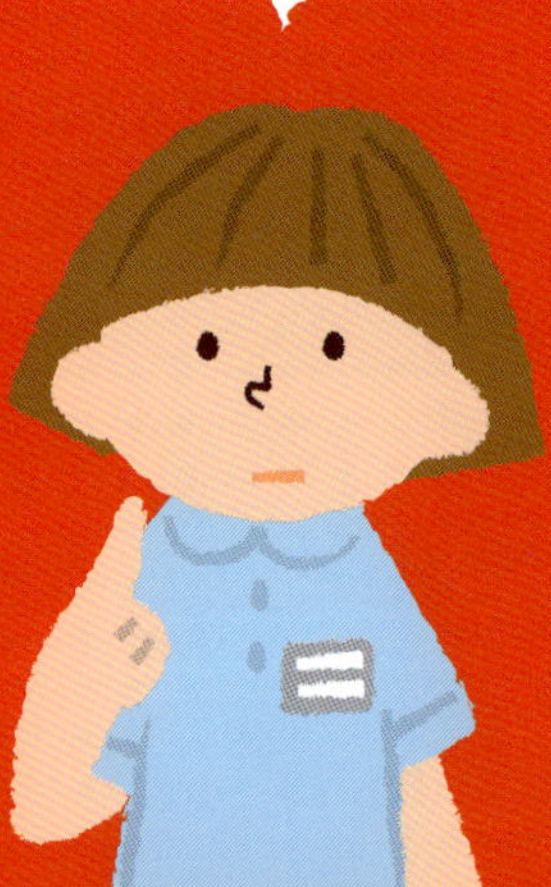

たとえばこんな状況

歯科医師や歯科衛生士の指示を受けて、熟練している／していないにかかわらず、歯科助手がカルテの入力を行うことは法的に大丈夫か

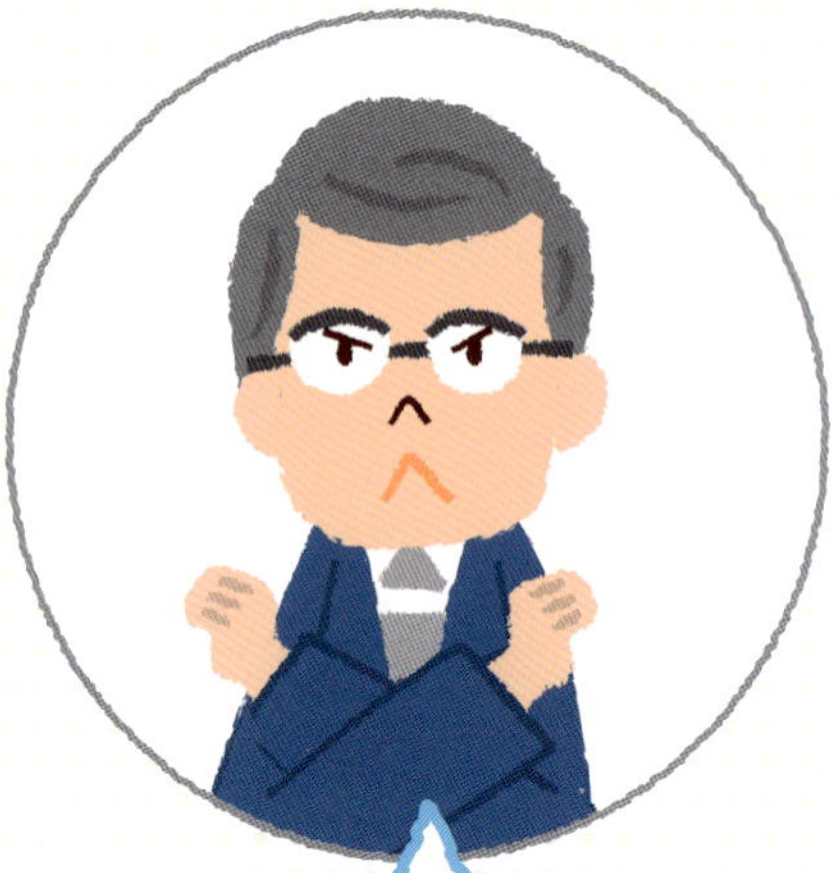

法律上、カルテへの診療に関する記載は、歯科医師、および歯科医師の補助業務が可能な歯科衛生士のみが行えます。

歯科衛生士も、無資格者にカルテ記入を命じると歯科医師法に違反します

歯科助手は歯科医院の業務を支えるスタッフであり、受付、事務から歯科医師の助手に至るまでさまざまな仕事を担当します。歯科助手を務めるにも歯科領域の知識につうじる必要があり、所定の時間の講習を受けると認定される民間の歯科助手資格認定制度がありますが、いくら講習を受け認定されても、歯科診療行為に関与できるのは歯科医師と歯科衛生士等の国家資格を有する者だけであり、歯科助手にはできません。

歯科医師法では、「歯科医師は、診療をしたときは、遅滞なく診療に関する事項を診療録に記載しなければならない」（同法第23条）とされ、カルテへの記載については診療をした歯科医師の業務とされます。この点、歯科衛生士であれば、法的に歯科診療補助業務が可能であるため（歯科衛生士法第2条2項）、歯科医師から言われた内容をそのままカルテに記載することはできます（ただし、内容を要約してカルテに記載することはできません）。しかし、国家資格のない歯科助手がカルテに記入することは、歯科医師法に違反し、刑罰を受ける可能性もあるため、許されません（もっとも、診療に直接関係しない患者さんの氏名や住所、生年月日などをカルテに記入することはできます）。

また、カルテの記入を命じたのが歯科衛生士である場合も（場合によっては歯科医師も）、同様に歯科医師法に違反するため、そのことをよく説明し、法令遵守を徹底してください。

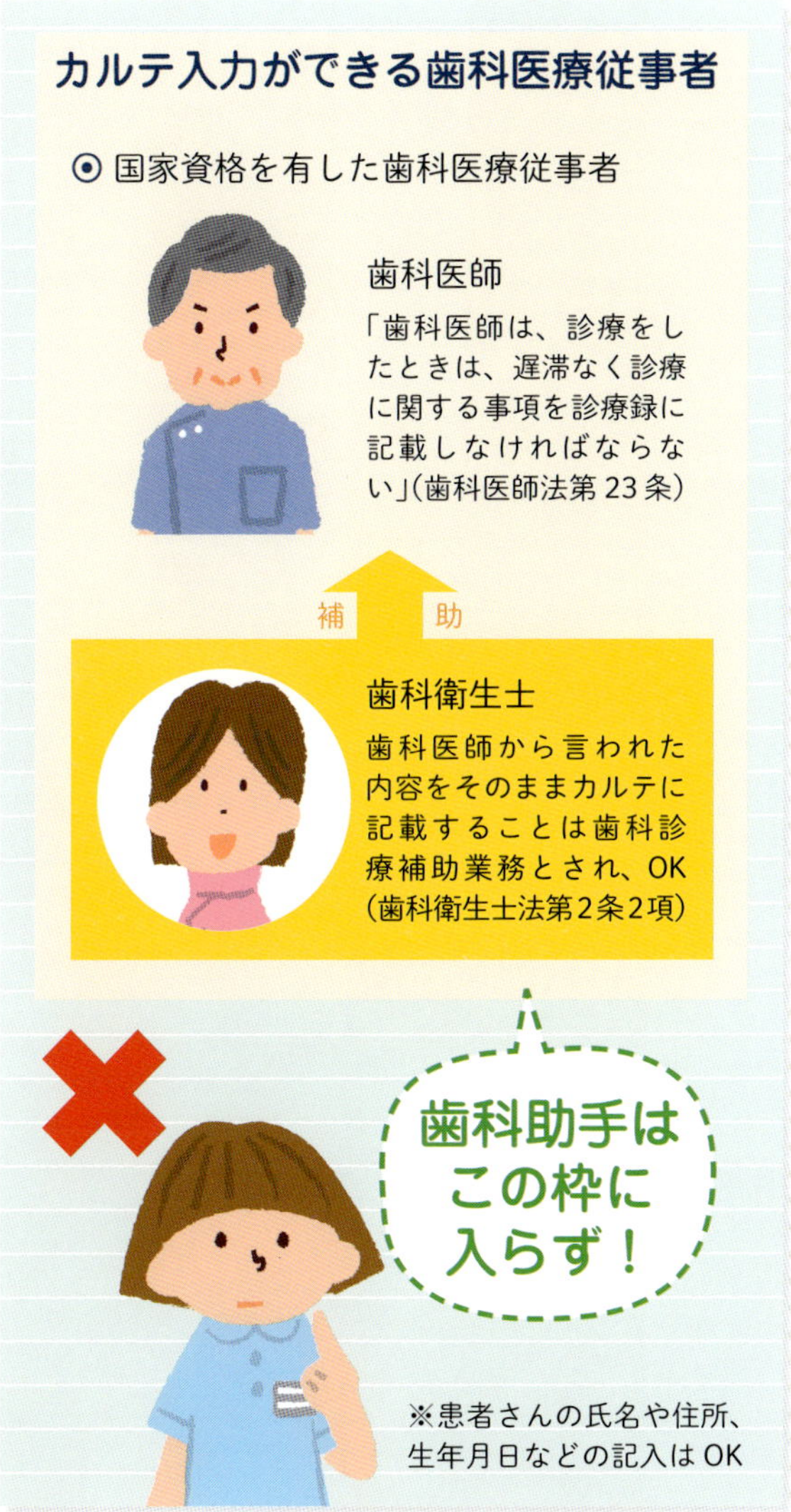
カルテ入力ができる歯科医療従事者
◉ 国家資格を有した歯科医療従事者
歯科医師
「歯科医師は、診療をしたときは、遅滞なく診療に関する事項を診療録に記載しなければならない」（歯科医師法第23条）
補 助
歯科衛生士
歯科医師から言われた内容をそのままカルテに記載することは歯科診療補助業務とされ、OK（歯科衛生士法第2条2項）
歯科助手はこの枠に入らず！
※患者さんの氏名や住所、生年月日などの記入はOK

医療行為の確認3

医療機関は説明責任をどこまで負わなければならないか

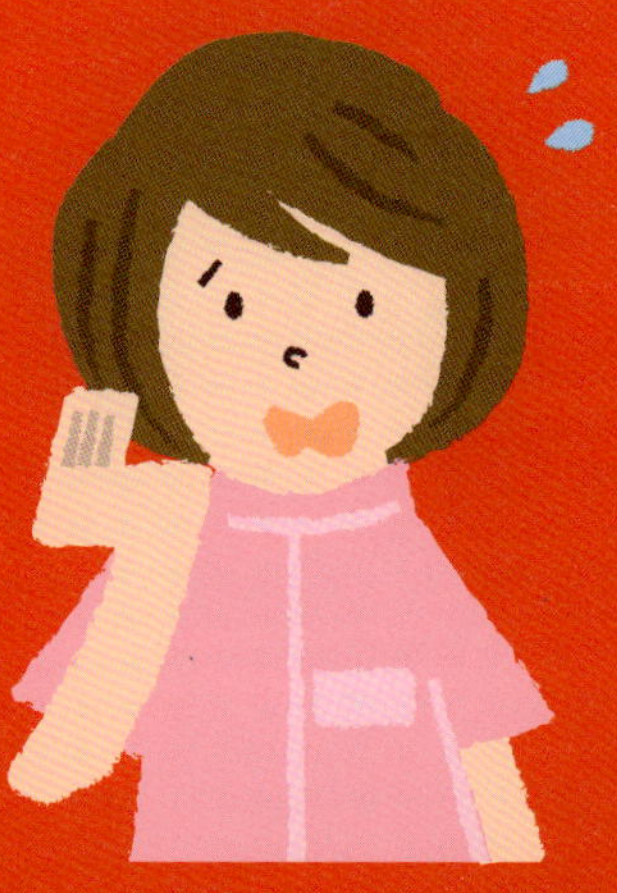

たとえばこんな状況

治療についてすでに説明したことを、「そんな治療方針は聞いていない、医療過誤だ」と患者さんのに怒りを買ってしまったら

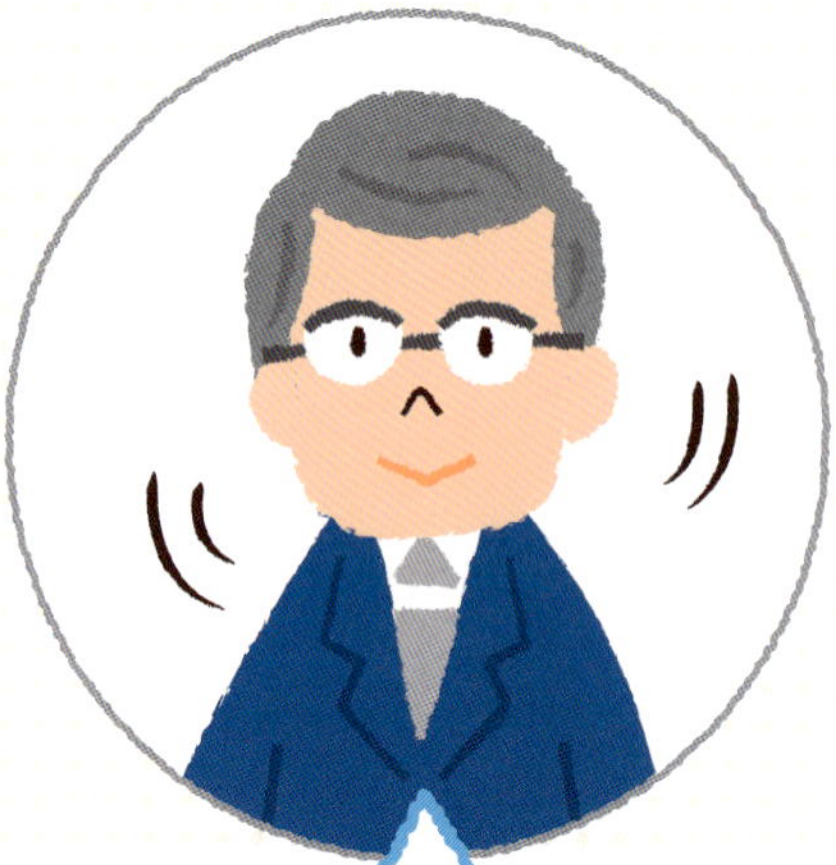

説明義務は歯科医師にあるため、歯科衛生士が責任を負うことはありませんが、説明したことをカルテやメモに書き加えておくと、誤解や要らぬトラブルを招きません。

患者さんの理解が進むように、歯科衛生士が噛み砕いて説明するとなお良い

患者さんは、歯の治療のために歯科医院を受診しますが、法的に見たとき、医療開設者（歯科医師や医療法人）との間で診療契約が結ばれると解釈されます。歯科医師は、患者さんとの診療契約に基づいて診察し、各種の検査を行い、病状を診断し、治療計画を立て、補綴や手術等の治療を行います。このように、患者さんへの診療行為は段階を経て順次進んでいきますが、診察、検査、診断、治療それぞれの場面で、患者さんに対して説明が求められます。ことに歯科においては、抜歯、歯の切除など、復元・再生が困難な治療が多く、治療方法や使用する材料・材質が多様であり、さらに自由診療の割合も高いため、患者さんにとって最適な治療がなされるよう十分に説明する必要があります。

患者さんにこうした説明をするのは歯科医師の責任ですが、歯科衛生士も歯科医師の説明を補助する立場から、患者さんに説明する場面があります。歯科医師の説明内容がむずかしかったり、患者さんが緊張しているなどでこちらの話をよく理解していないようなら、歯科衛生士が歯科医師の説明をよく噛み砕いて説明することで、患者さんの理解を促すことが期待されます（なお、説明が不十分であっても、歯科医師は罪（＝刑事責任）を問われることはありません）。一方、歯科助手は、治療に関する説明をする立場にありません。

とはいっても、専門的な歯科治療に関することがらであり、患者さんにとっては初めて聞くような言葉であったり、また、治療に時間がかかり、最初に受けた説明の内容を忘れてしまう人もいます。このため、どんな説明をいつしたのかをカルテやメモに記載し、記録にとどめておく必要があります。また必要があれば、説明した内容を記載したプリントなどを手渡すといいでしょう。こうすれば、患者さんから「そんなことは聞いていない」と言われても、それが誤解であることを示すことができます。丹念な記録やケアが、わが身を守る術なのです。

インフォームドコンセントの手順と説明義務のある項目

❶同意書・説明文書をもとに歯科医師から患者さんに理解できるように説明を行う（患者さんの疾患と現症状、原因、疾患に対する治療方法と目的、その方法を採る根拠やメリット、治療の内容、治療による副作用・デメリット・危険性・合併症、治療後の改善の見込み、実施予定の治療を行わない場合の予後、他の治療方法など）

❷患者さんからの質問・疑問に答える（特に患者さんが興味を示すことには真摯に）

❸理解・納得の確認をする

❹同意を得る

※ただしインフォームドコンセントを行うことができるのは歯科医師のみ

医療行為の確認4

歯周基本治療等の治療予定期間の超過は契約違反になるのか

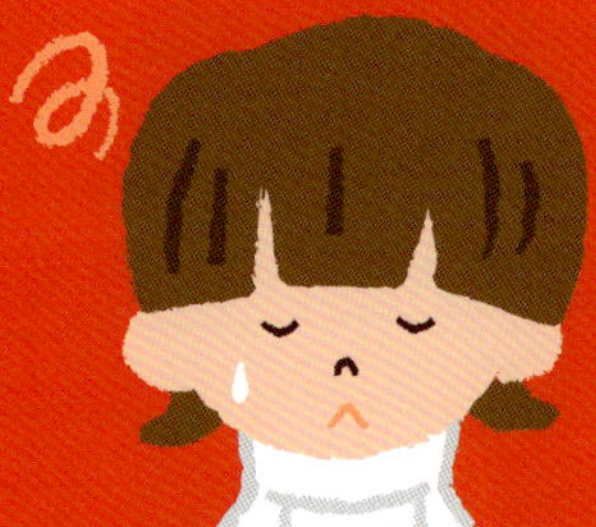

たとえばこんな状況

歯周基本治療が当初予定していた期間終わらず、「予定どおりに終わらせてほしかった」と患者さんからクレームを受けてしまったら

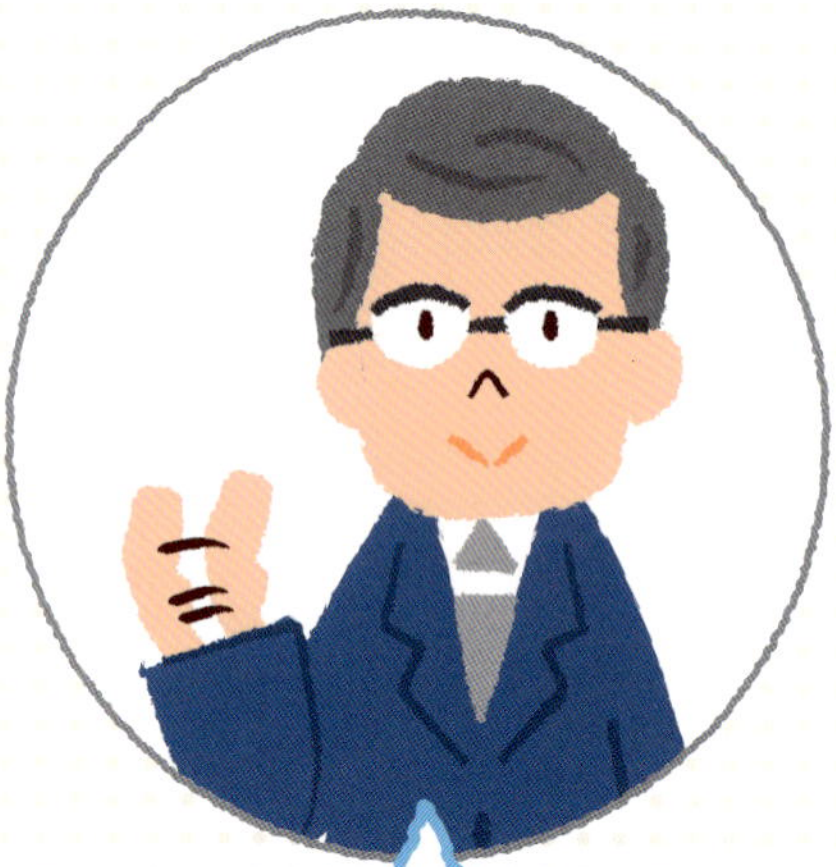

治療遅延の原因が患者さんの歯周の状態にあるなら大丈夫。医療側の怠慢なら、クレームは受けて仕方ないでしょう。

患者さんに最善の注意を払った医療を提供することが、医療側の義務です

　患者さんが歯科医院を受診する際に、医療開設者、または歯科医師との間で診療契約を結ぶことはこれまでご説明したとおりですが、具体的にどのような契約なのでしょうか。「契約」というとむずかしく感じるかも知れませんが、物の売り買いの際の売買契約、アパートや借家に入居する際の賃貸借契約、家の建築をする際の請負契約などの、社会生活になくてはならない契約と同じように考えれば良いでしょう。そしてこの診療契約ですが、医療者は患者さんに最善の注意を払った医療を提供し、患者さんは医療に協力し医療費を支払うというもので、準委任契約と解されています。

　診療契約として医療者が負担するのは、最善の注意を払った医療を提供することであり、仮に医療行為の結果が悪く出たとしても、それを理由に法的責任を負担することはありません。ただ歯科医療においては、補綴や審美歯科の領域は、所期の結果（＝患者さんが期待する結果）が出ることが必要だと主張する考えもあります。しかし、義歯の製作、装着にしても、人の複雑で精妙な口腔内を扱う医療行為であることに変わりはなく、結果を求める必要はないというのが判例です。

　こうした観点から見ると、予定期間内に歯周基本治療が終わらない原因が患者さんの歯周状態にあり、時間がかかることがやむを得ないのであれば、患者さんにはがまんしてもらうほかありません。

　その場合、患者さんに口の状態や時間がかかる理由をよく説明し、理解を得る努力が必要です。そうではなく、医療側の怠慢が原因であれば、クレームを受けるのも仕方ありませんし、医療側の怠慢が甚だしい場合は、患者さんが慰謝料を求める訴訟を起こすこともあり得ます。

診療契約のながれ

患者さんによる診察申し入れ
（診療契約の申込）

↓

窓口での受診の受付とカルテの作成
（診療契約の承諾）

↓

歯科医院・歯科医師による診察開始

↓

患者さんと歯科医院・歯科医師との間に診療契約が成立
（準委任契約と解される）

↓

〔医療者の義務〕
患者さんに最善の注意を払った医療を提供する

〔患者の義務〕
医療に協力したうえで医療費を支払う

手段債務であるため、患者さんの求める結果が得られなくても、歯科医療従事者として果たすべき水準の医療行為を行っている場合は、債務不履行責任に問われることはない

医療行為の確認5

矯正装置の着脱は歯科衛生士が行ってよいか

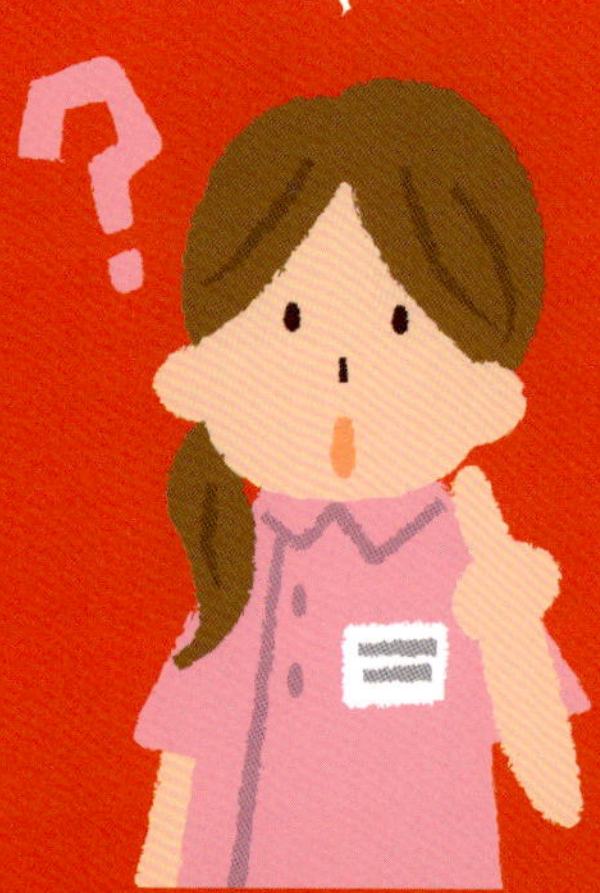

たとえばこんな状況

矯正歯科治療用ワイヤーを歯科医師の指示を受けて替えていたら、患者さんに「これは歯科医師の先生がやることでは？」と言われた

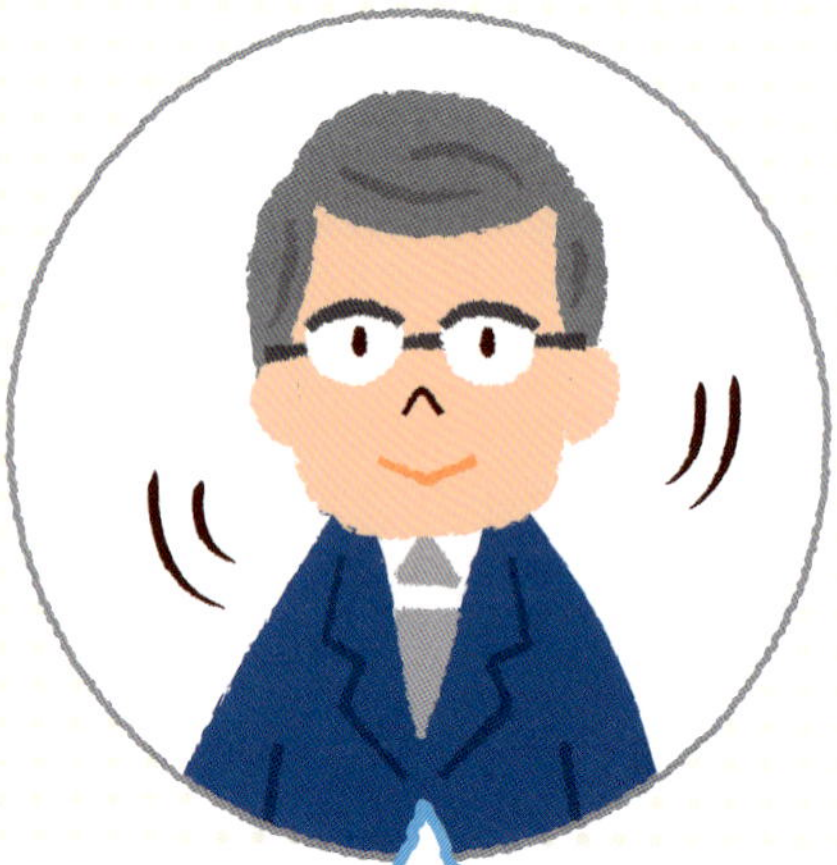

矯正装置の「除去」なら大丈夫です。しかし、ワイヤーの「装着」については歯科衛生士が行ってはいけません。

矯正装置の取り扱いにおける、「脱」と「着」の間の越えがたき溝

歯科衛生士の業務のひとつに、歯科診療補助業務があります。これは歯科医師の治療や診療を補助するもので、歯科衛生士法において、臨時応急の手当をする以外は、衛生上危害を生じるおそれのある行為を行うには、歯科医師の指示に基づくことが必要とされます（第13条の2）。

しかし、歯科医師の指示があっても、歯科衛生士では行えない歯科医療行為があります。これを「絶対的歯科医行為」といい、抜髄、麻酔、インフォームドコンセント、カルテの直接記入等、歯科の専門的で高度な技量、知識、経験がないと対応できないものや健康被害が発生しやすい医療行為のことです。他方、歯科医師の指示があればできる医療行為を「相対的歯科医行為」といい、歯石除去やホワイトニングなどがあります。このなかには、補助者の経験や能力が重視されるものから、資格者であれば経験を問われないものまで多種多様のものがあります。この意味で、相対的医行為を誰にどの範囲で認めるのかについては、事案により流動的なものがあります。

本項で問題となっている矯正装置ですが、主治医の歯科医師の指示があれば、これを除去することは可能です（もっとも、これを行う歯科衛生士に経験や技量が必要とされます）。しかし、除去した後に新しい矯正装置を装着するのは、高度な技量や判断、知識が必要となる絶対的歯科医行為といえるため、いくら歯科医師の指示があっても歯科衛生士にはできません。同じ矯正装置でありながら、「脱」と「着」の間には越えがたい溝があるのです。

絶対的歯科医行為の例

歯科医師が行わなければ、衛生上危害を生じるおそれのある歯科医療行為

- 患者さんの診断
- インフォームドコンセント
- カルテの記入
- エックス線写真の撮影
- 精密印象・咬合採得
- 歯の切削
- 切開や抜歯などの観血処置
- 抜髄・根管拡大・根管充填
- インレー、クラウンの装着
- 麻酔（皮下注射・歯肉注射）
- 矯正装置の装着　　など

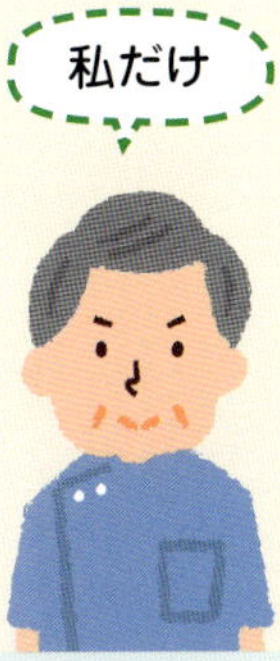

相対的歯科医行為の例

歯科衛生士も歯科医師の指示があれば、診療補助として行うことが可能

- 歯科医師の口述をカルテに筆記する
- 仮封（貼薬）
- 仮封材の除去
- 裏装材の貼付
- マトリックスバンドの装着・除去
- 充填材の填塞・研磨
- 矯正装置の除去

など

医療行為の確認6

歯科助手は手指を使った頬の排除ができるか

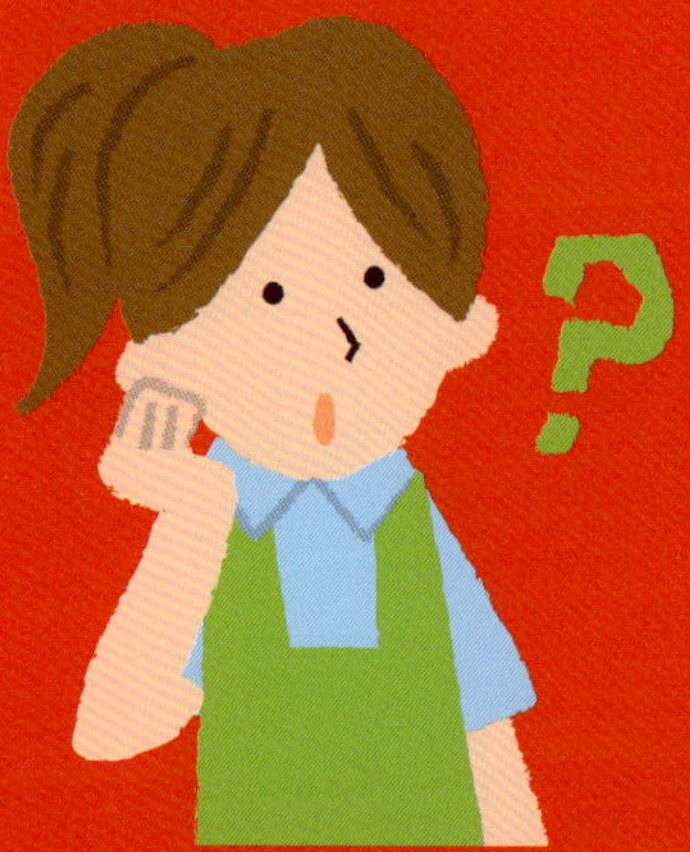

たとえばこんな状況

歯科助手の立場でバキュームによる唾液吸引をしているとき、手が足りないため、歯科医師と一緒に手指で頬の排除を行いたい

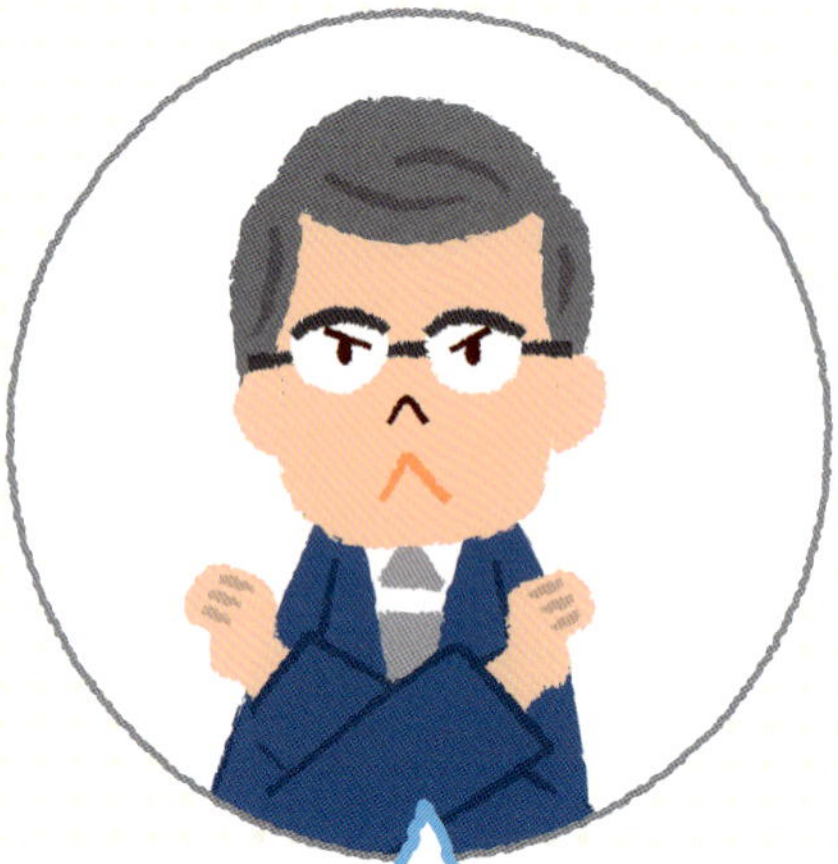

治療現場で口腔内に指を入れることは、医療行為です。法律（歯科医師法）では、国家資格のない歯科助手が医療行為を行うことはいっさい許されていません。

歯科助手が可能な業務の境界線は、患者さんの口腔内に手を入れるかどうかにある

歯科助手は歯科医院の業務を支えるスタッフであり、受付、事務から歯科医師の助手に至るまでさまざまな仕事を担当します。歯科の国家資格をもたない歯科助手が診療・治療業務に携わることはいっさいできませんが、治療に必要な器具の準備や清掃、患者さんの介添えなどは可能であり、また、治療中の現場でライトの当たり具合を調節したり、患者さんの口腔内にある唾液をバキュームで吸い上げることや、薬剤を用意したり、セメントを練ったりすることなどはできます。

では歯科助手にできる作業とできない作業の境界線はどこにあるのでしょうか。それは一般に患者さんの口腔内に手を入れるかどうかにあるとされます。治療現場で患者さんの口腔内に手を入れれば、医療行為になると解釈されるのです。

唾液のバキュームは、その吸い口を患者さんの口腔内に入れます。しかし、手は入れていません。しかし、頬の排除を指でやるとなると、手を口腔内に入れることになり、歯科助手のできる領域を超えます。

この点、実質的にみると、頬の排除を指でやったとしても、それで患者さんに健康被害が生じるものでなく、バキューム器具を入れるのと大差ないという意見もあるかと思います。しかし、そういう解釈を重ねていくと、無免許の歯科助手と免許を得て法的に診療行為に関与できる歯科衛生士との区別が曖昧になり、ひいては歯科衛生士制度の存立を危うくします。そのため、ここは一線を引かなければなりません。患者さんの口腔内に手を入れることができるのは、歯科医師またはその指示を受けた歯科衛生士に限定されるというべきです。

歯科助手ができる補助業務

- 患者さんの受付
- 患者さんの誘導
- 患者さんへの問診票記入依頼
- 患者さんの氏名・住所などのカルテへの記入
- 器具の消毒・準備
- バキューム吸引
- アマルガムやセメント、印象材の練和
- エックス線撮影用装備の装着

など

資格がなくてもできる業務のみ

歯科衛生士ができる補助業務

歯科助手の補助業務
＋
- 患者さんの主訴を聴く
- ラバーダムの装着
- エックス線写真用フィルムの口腔内挿入
- 頬・舌の排除
- フッ化物の塗布
- 歯石除去
- マトリックスバンドの装着・撤去
- 充填材の填塞・研磨
- セメントの除去
- 矯正装置の除去

など

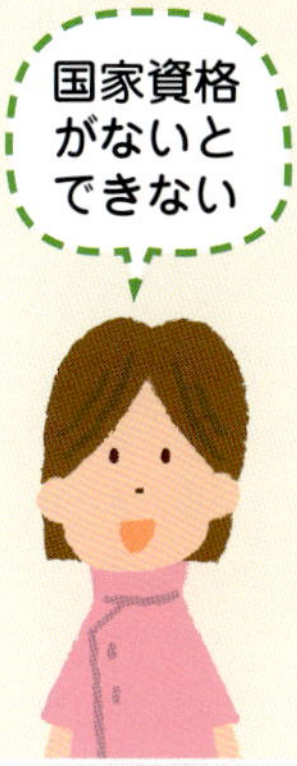
国家資格がないとできない

医療行為の確認7

歯科衛生士が疾患を診断し、患者さんに通達してよいか

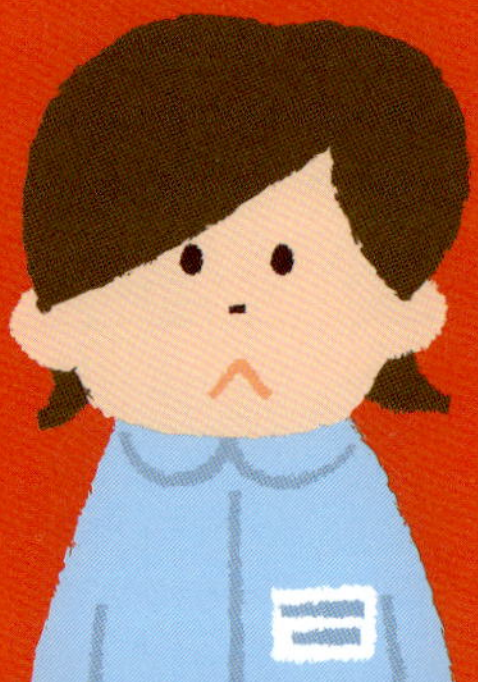

たとえばこんな状況

口腔内の観察中、患者さんに「口の中はどうですか」と問われ、明らかに歯肉に炎症があったため歯科衛生士が「歯肉炎がありますね」と告げたら

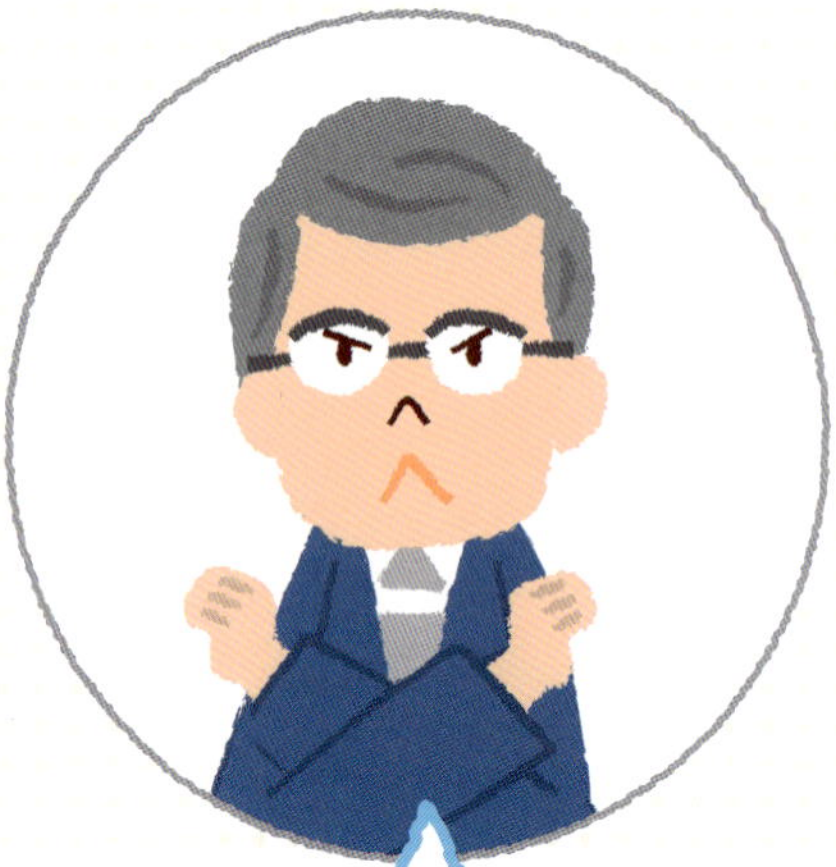

歯科医師のみが診断を下せます。異常を見つけたとしても、歯科衛生士が患者さんに病名を告げるのは逸脱行為です。

歯科衛生士の業務は「歯科予防処置」「歯科診療補助」「歯科保健指導」であることを確認しよう

歯科衛生士のことを定める法律が歯科衛生士法です。ここには歯科衛生士の免許や試験、業務のことが規定されています。この法律で歯科衛生士が従事する業務とされるのが、歯科予防処置、歯科診療補助、歯科保健指導の3種類です（同法第2条）。

他方、歯科医師の業務について定めるのが歯科医師法です。歯科医師は、歯科医療および保険指導をつかさどることとされ（同法第1条）、歯科患者に対する診察、診療は歯科医師の固有の業務とされます（同法第19～23条）。これより、患者さんの口腔内を診て、診断を下すのは歯科医師だけができる業務であり、歯科衛生士にはできない医療行為です。

患者さんの診察や診療は歯科医師しかできない行為といっても、歯科衛生士は、上記に認められた3種類の業務を行うために、患者さんの口腔内にアクセスすることができます。その際、口腔内に明らかな異常を認めたなら、そのことを指摘することはあるでしょうし、歯科衛生士が異常を認めた事実を指摘しても、その後、歯科医師がしっかり診察し、診断する体制が築かれているのなら、違法なことをしているとすることもできません。

ただ、ここで気をつけなければならないのは病名を指摘することです。歯科医師からすると、自分が診断する前に歯科衛生士が患者さんに病名を告げることは、それが正しい病名であっても、あってはならないことです。また、それが歯科医師の診断とズレた場合、それを聞いた患者さんとの間にトラブルが生じる可能性があります。

直接診断名を告げないための言い回し例

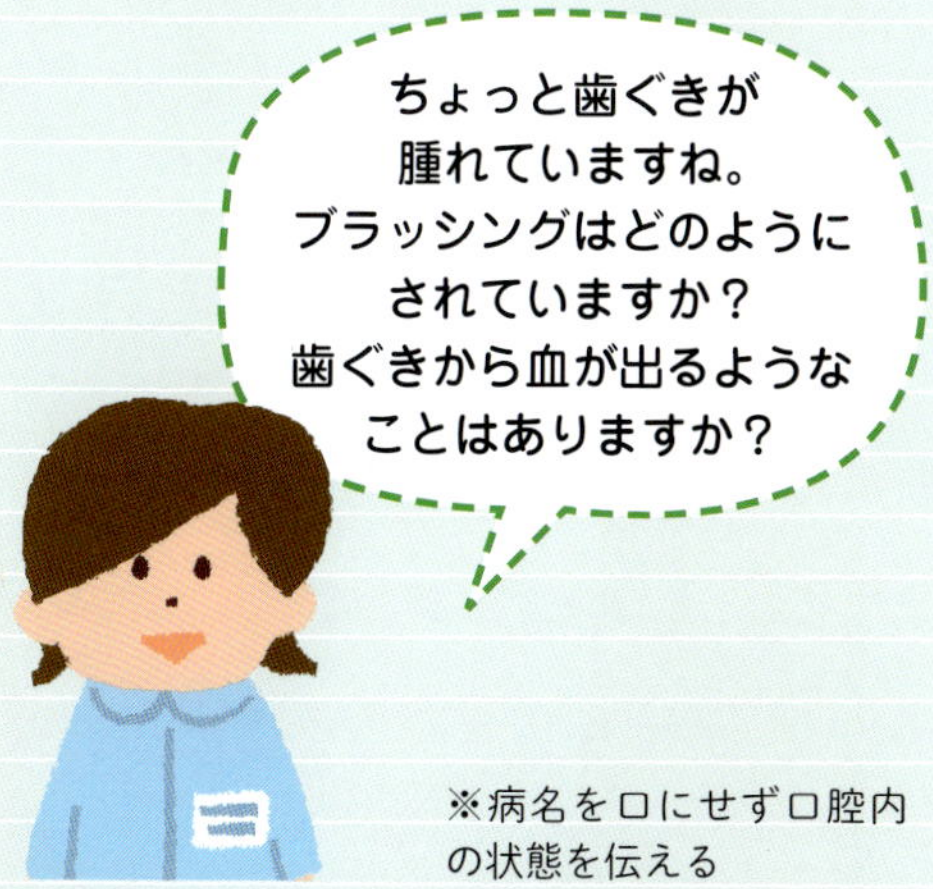
ちょっと歯ぐきが腫れていますね。ブラッシングはどのようにされていますか？歯ぐきから血が出るようなことはありますか？

※病名を口にせず口腔内の状態を伝える

または……

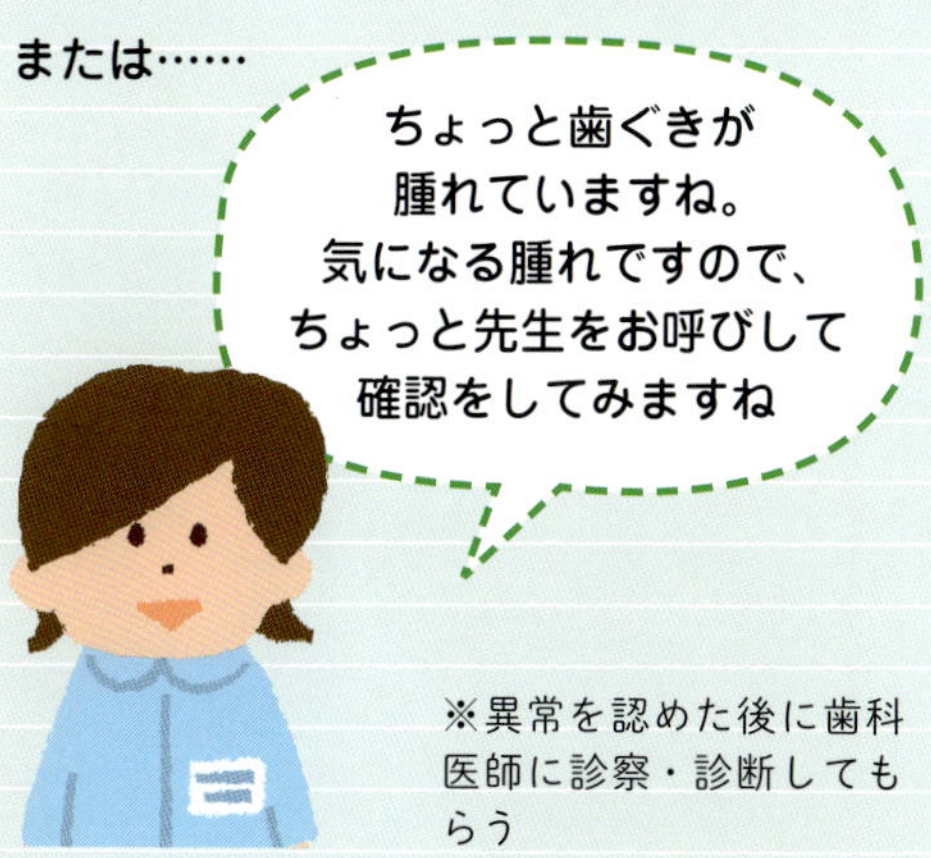
ちょっと歯ぐきが腫れていますね。気になる腫れですので、ちょっと先生をお呼びして確認をしてみますね

※異常を認めた後に歯科医師に診察・診断してもらう

医療行為の確認8

歯科専門教育を受けている学生にどこまで業務をさせてよいか

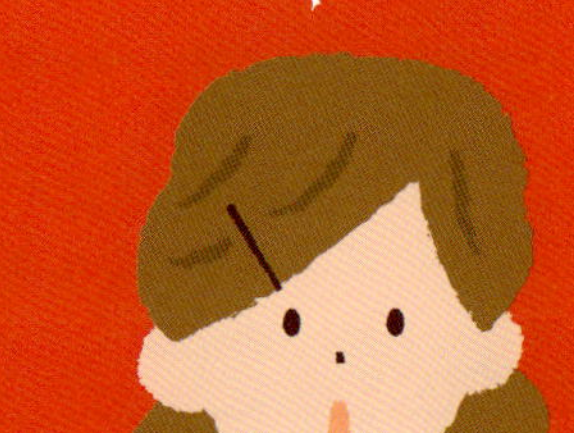

たとえばこんな状況

手が足りず、歯科助手のアルバイトに来ている歯科衛生士学校の学生に、簡単なメインテナンスやTBIのお手伝いをお願いしたいほどである

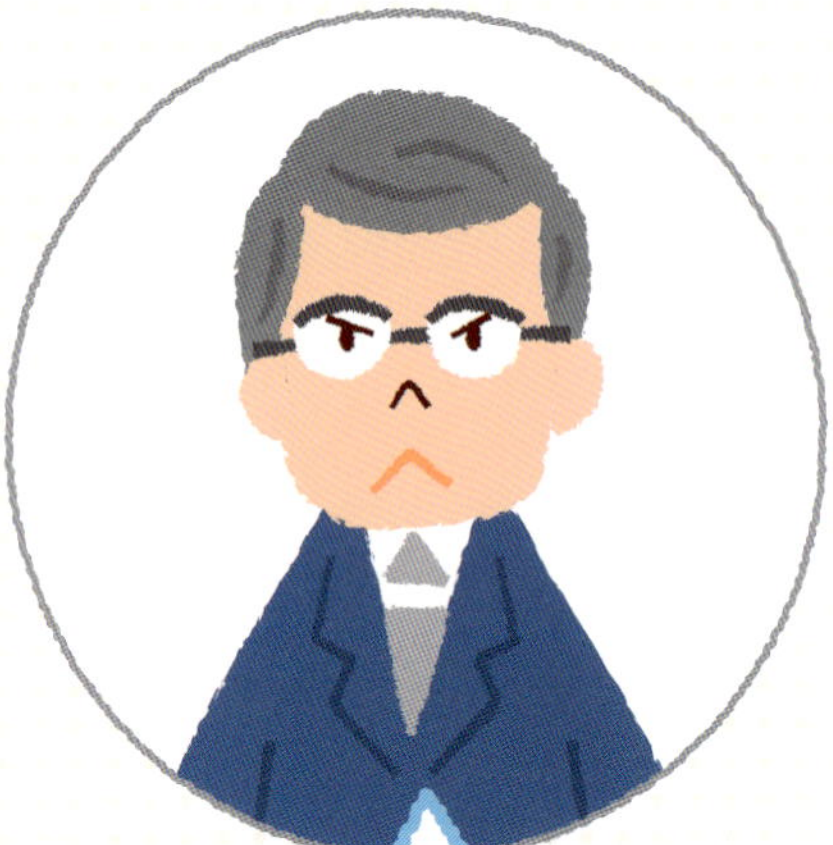

治療器具を手渡したり、メインテナンスやTBIに必要な道具をそろえる程度ならOKですが、国家資格の免許を持っていない者は歯科予防処置や歯科保健指導にかかわることはできません。

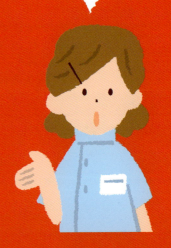

専門教育を受けていても、「プロの卵」はあくまでもまだ無資格者、受付や歯科助手と同じです

歯科医院には、国家資格を有する歯科医師や歯科衛生士などのほかに、歯科関係の学校に通う学生や受付、歯科助手などの歯科治療を行う資格のないスタッフが働いている場合が多く、また、歯科医師以外に医療資格者のいない歯科医院もあります。無資格のスタッフが扱う仕事が窓口業務や会計、清掃等の雑用であれば問題ありませんが、歯科医療に関与するとなると話は別です。というのは、歯科医師法や歯科衛生士法は、歯科医師や歯科衛生士の免許を有するものでなければ、所定の歯科医療業務をしてはならないとし、これに違反する者を処罰する、としているからです。

たとえばメインテナンスやＴＢＩは、歯科予防処置や歯科保健指導にかかわることであり、これを業務として行うことができるのは、歯科医師と歯科衛生士だけです。それぞれに専門的な知識、技術、経験が要求され、だからこそ、国家資格を有する者だけに許されるのです。

本項で取り上げられているのは「歯科専門教育を受けている学生」とのことですが、無資格者であることに変わりはありません。なお、歯科助手には「認定歯科助手」という民間の制度があったりもしますが、その認定を受けても医療行為に関与することはできません。

このことから、もし無資格のスタッフが患者さんの口腔内に手を入れるようなことがあれば、違法といえます。それが歯科医師の指示によるものであっても同じであり、そのような指示をした歯科医師自身も法律違反となります。そうではなく、歯科医師や歯科衛生士がメインテナンスやＴＢＩを行うかたわらにいて、必要な器具や薬剤を準備したり、手渡す程度のものであれば、学生のような無資格者でも可能です。

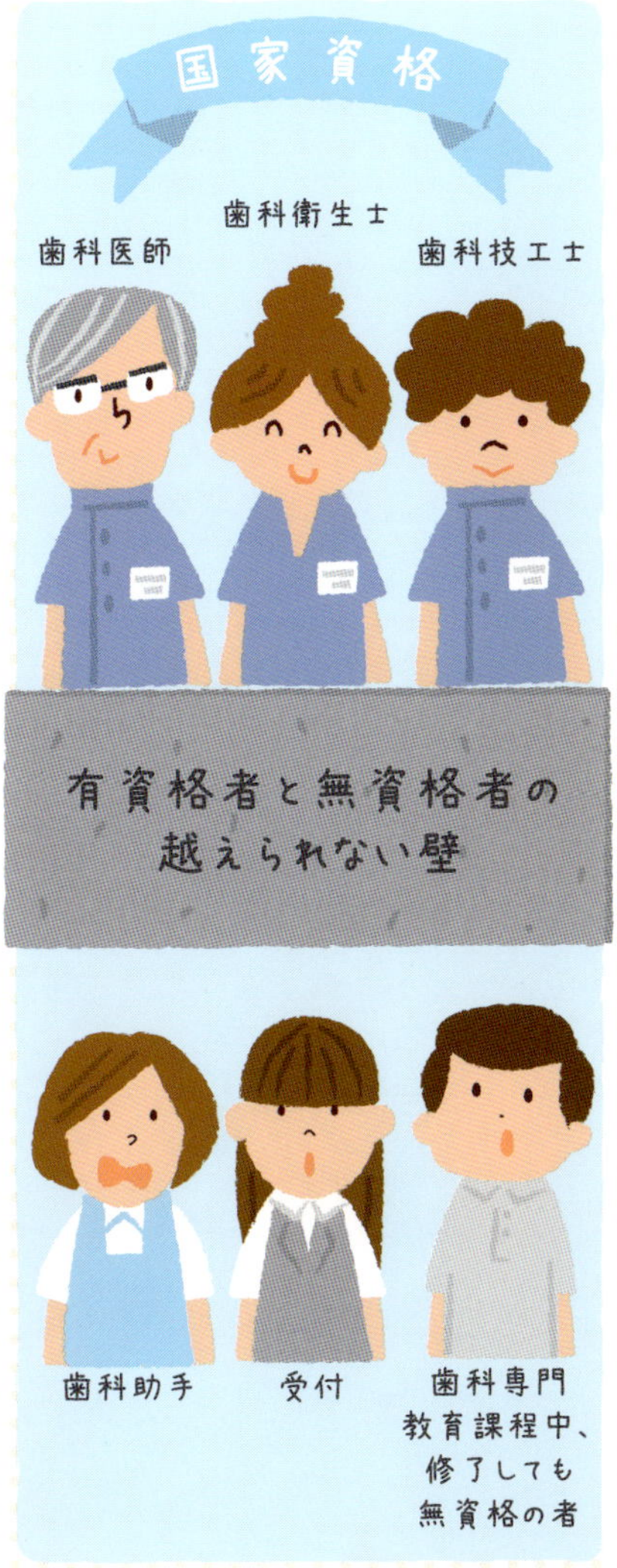
国家資格
歯科衛生士
歯科医師
歯科技工士
有資格者と無資格者の
越えられない壁
歯科助手
受付
歯科専門
教育課程中、
修了しても
無資格の者

医療行為の確認9

歯科衛生士の医療業務の範囲はどこまでと定められている？

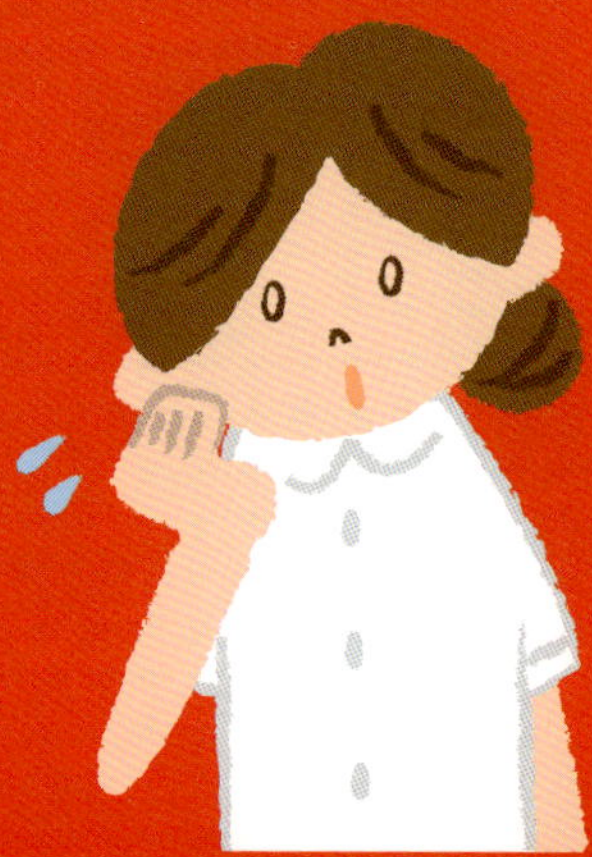

たとえばこんな状況

歯科衛生士業務のほかに、補綴物の充填、義歯の印象採取や咬合調整、形態調整といった業務を歯科衛生士が行ったらどうなる？

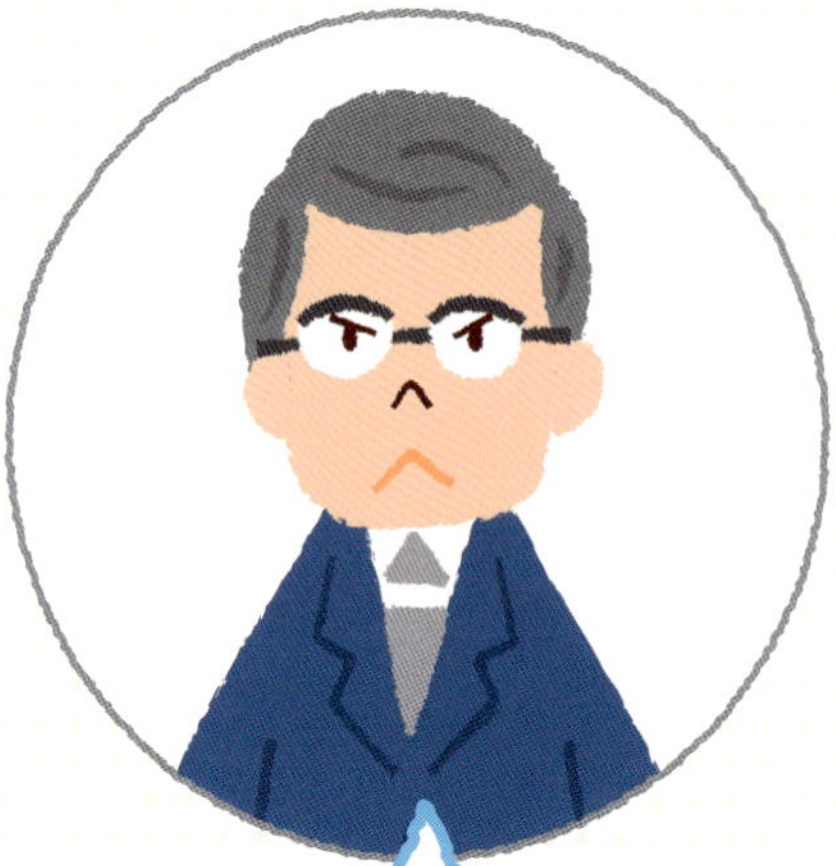

歯科衛生士に認められているのは歯科予防処置、歯科診療補助、歯科保健指導のみで、絶対的歯科医療行為は行ってはならないことを再確認しましょう。

高度の技量、知識、経験が必要な絶対的歯科医行為は、歯科医師の指示でも行ってはなりません

歯科衛生士の業務として診療補助業務があります。これを定める歯科衛生士法第13条の2を反対解釈〔※〕すると、歯科衛生士は歯科医師の指示があれば、患者さんの衛生上危害を生じるおそれのある行為ができることになります。こうしたことから、歯科衛生士は歯科医師にとって診療を手助けしてくれるとてもありがたい存在ですし、歯科衛生士が有能で経験を積むほど、任せる業務量は増えていきます。日々の診療業務が忙しくなると、本来なら歯科医師しかできない医療行為（絶対的歯科医行為）を歯科衛生士に任せる状況になる可能性も生じます。

⦿ 歯科衛生士法 第13条の2

「歯科衛生士は、歯科診療の補助をなすに当つては、主治の歯科医師の指示があつた場合を除くほか、診療機械を使用し、医薬品を授与し、又は医薬品について指示をなし、その他歯科医師が行うのでなければ衛生上危害を生ずるおそれのある行為をしてはならない。ただし、臨時応急の手当をすることは、さしつかえない。」

反対解釈したら、歯科衛生士も絶対的歯科医行為ができる？

↓

実際には……

歯科衛生士が、歯科医師の指示なくして診療機械を使用する等の行為をした場合	歯科衛生士が、歯科医師の指示の有無にかかわらず、絶対的歯科医行為をした場合
6ヵ月以下の懲役 もしくは 30万円以下の罰金	3年以下の懲役 もしくは 100万円以下の罰金
［歯科衛生士法違反（第18条）］	［歯科医師法違反（第29条）］

しかし、それが違法診療になることはいうまでもありません。もし、自分のやろうとしているのが絶対的歯科医行為であれば、歯科医師の指示があってもすることはできません。たとえば補綴物の充塡、義歯の印象採得、咬合調整、形態調整はいずれも専門的で高度の技量、知識、経験がないと対応できない絶対的歯科医行為であるため、歯科衛生士ができる業務ではありません。これに対し、歯科衛生士のできる医療行為を相対的歯科医行為といいますが、多様にある歯科医療行為のうち、この両者を区別する基準は法定されておらず、一般的にいうなら、絶対的歯科医行為は、歯科の専門的で高度な技量、知識、経験がないと対応できないものや、患者さんに健康被害が発生しやすい医療行為だといえるでしょう。

どの職種であるかにかかわらず、医療従事者は、患者さんの健康を守り、また、自分の身を守るうえからも、超えてはならない一線をつねに意識しておく必要があります。

※反対解釈：法律の解釈方法の1つで、法文中に規定されている言葉の意味に含まれない事項について、その法文の意味と反対の意味を引き出して解釈すること。（例：「車両通行禁止」という文言から、「歩行者は通行が禁止されていない」と解釈する）

医療行為の確認10

エックス線写真撮影時の照射ボタンは、誰が押すと決められている？

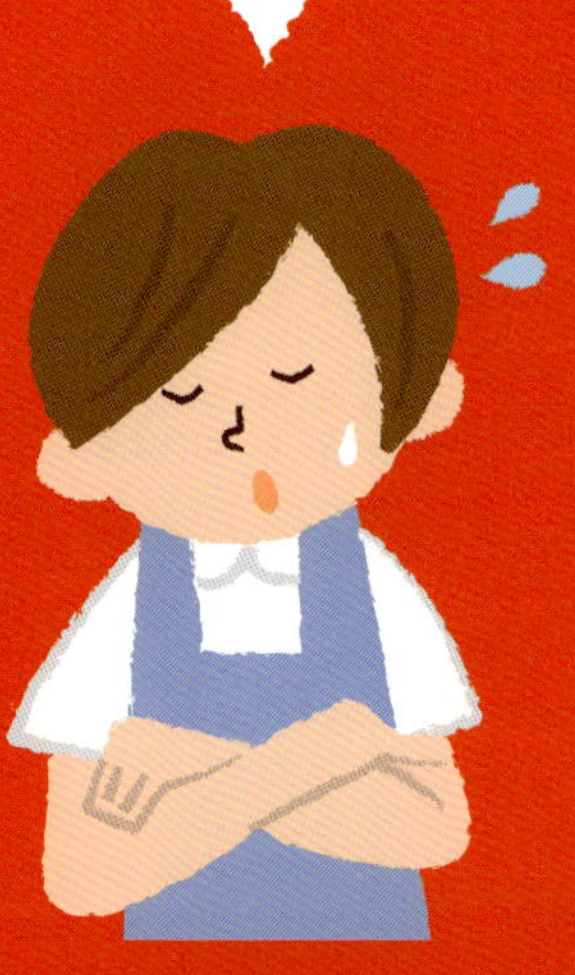

たとえばこんな状況

医院の手が足りないからといって、エックス線写真撮影時の照射ボタンを歯科医師以外のスタッフが押してしまったら

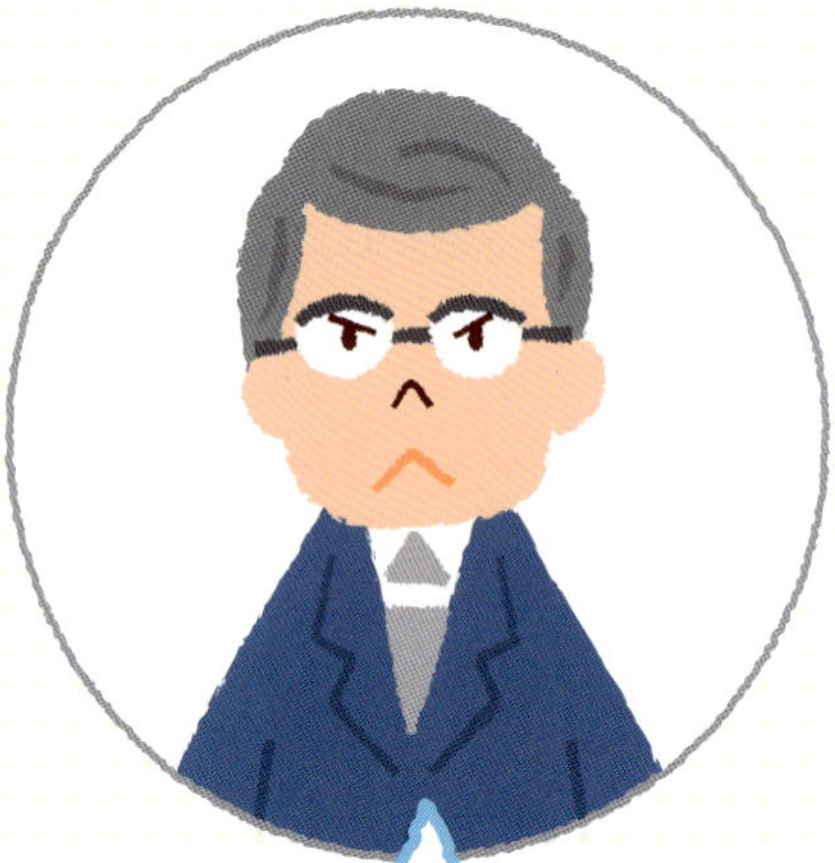

被曝による健康被害にも関係するエックス線の照射ボタンを押せるのは、医師、歯科医師、診療放射線技師（医師・歯科医師の指示がある場合）のみです。

医療用の放射線照射は強く規制されています 患者さんの安全のためにも軽視はしないで

歯科医療現場で、患者さんに対するエックス線写真撮影は日常的に行われています。エックス線は放射線のひとつであり、人体の健康に悪影響を与えることから、これを用いて人体を撮影することが許されるのは医師、歯科医師と診療放射線技師だけとされ（診療放射線技師法第24条）、また、診療放射線技師がエックス線等の放射線を照射して撮影するのは、医師、歯科医師の指示がある場合とされます（同法第26条1項）。法律がこのように医療用の放射線照射に強い規制をしているのは、危険な放射線による不用意な被曝事故を防ぐ目的によるものです。ですから、歯科医師の指示があっても、歯科衛生士や歯科助手がエックス線写真撮影をすることはできません。

エックス線写真撮影を行うには、撮影する箇所にフィルムを固定する前段階の作業がありますが、歯科衛生士であれば、歯科医師の指示でそうした作業を行うことは可能です。しかしできるのはそれまでであり、照射ボタンを押すのは歯科医師や診療放射線技師の業務となります。

しかし、毎日のようにエックス線写真撮影が行われることから、つい慣れて気が緩みます。また、照射ボタンはレントゲン室の外にあるため患者さんから見えず、歯科衛生士などが照射ボタンを押すのは容易です。しかし、照射ボタンを押せば、取り扱いが強く規制されている危険な放射線が患者さんに照射されるのです。また、レントゲン室の中にいる患者さんにはわからなくても、院内にいる他の患者さんには誰がボタンを押したのかがわかる場合もありますし、内部告発されることもあります。こうしたことから、多忙でも法律にしたがった医療を行ってください。

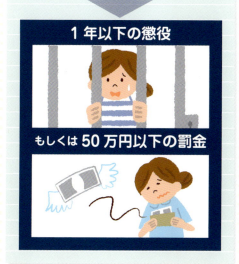

◉ 診療放射線技師法 第24条

「医師、歯科医師又は診療放射線技師でなければ、第2条第2項に規定する業をしてはならない。」

第2条第2項
「この法律で『診療放射線技師』とは、厚生労働大臣の免許を受けて、医師又は歯科医師の指示の下に、放射線を人体に対して照射（撮影を含み、照射機器又は放射性同位元素（その化合物及び放射性同位元素又はその化合物の含有物を含む。）を人体内にそう入して行なうものを除く。以下同じ。）することを業とする者をいう。」

もし違反したら……？

1年以下の懲役

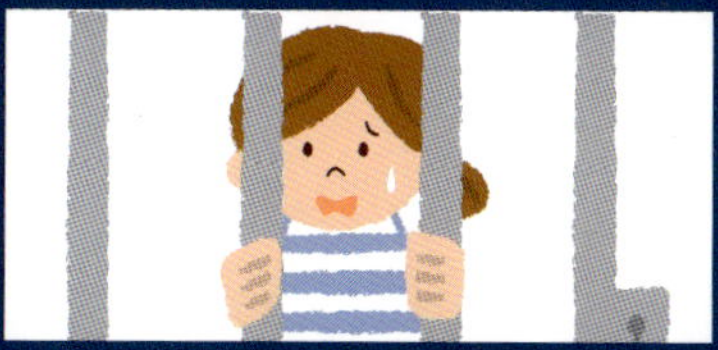

もしくは50万円以下の罰金

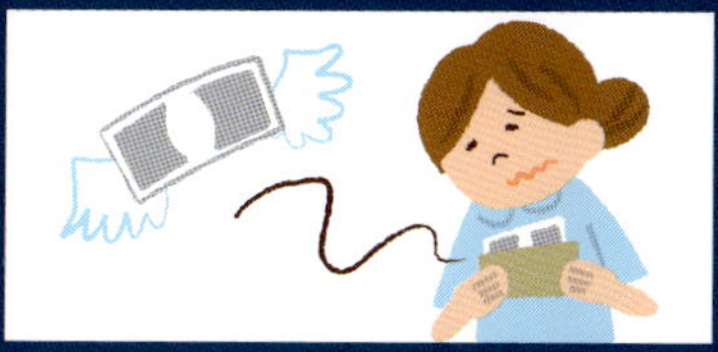

そのほかの確認1

患者さんからの治療以外の依頼は、責任を取るべきか

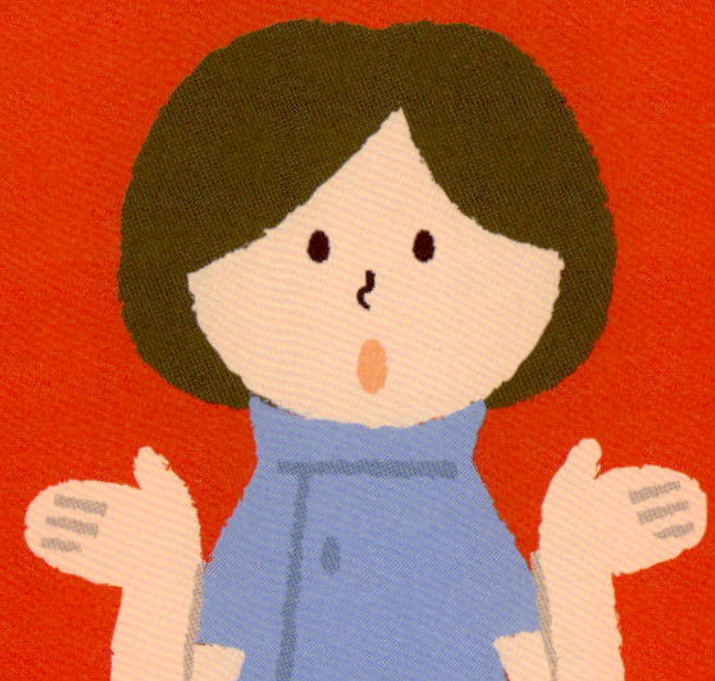

たとえばこんな状況

患者さんに「離婚した元妻や子どもと予約が重ならないようにしてほしい」と言われていたが、一緒の時間に予約を入れてしまったら！

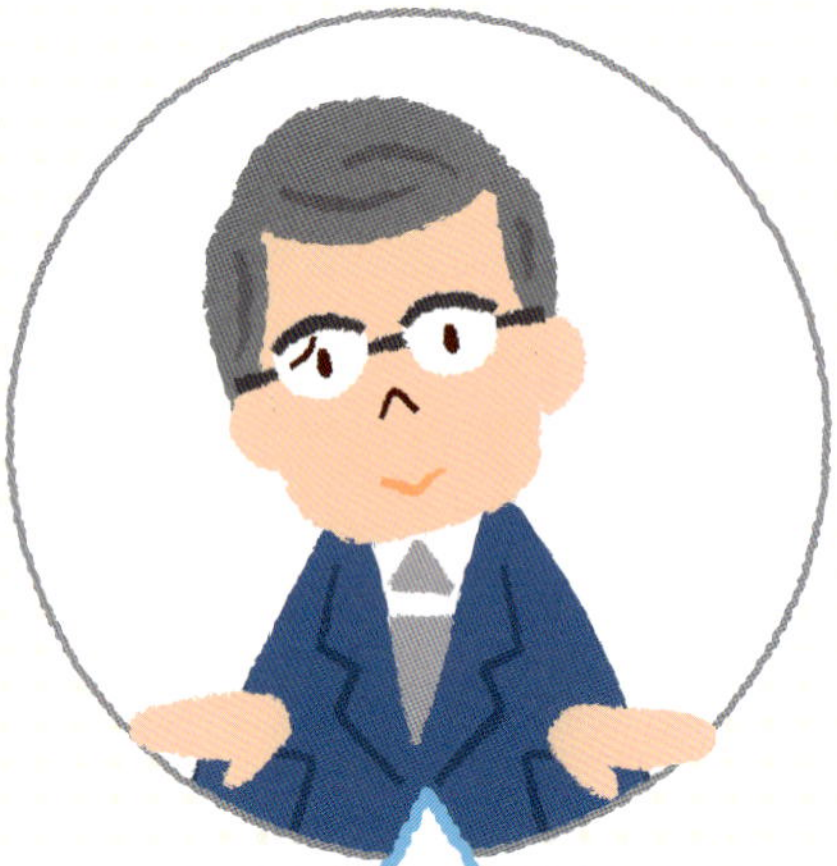

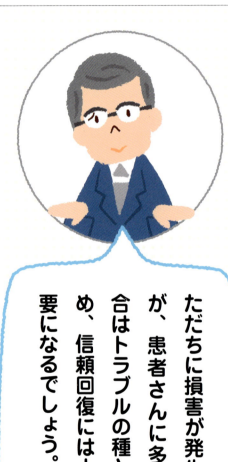

ただちに損害が発生したとはいえませんが、患者さんに多大な迷惑をかけた場合はトラブルの種となる可能性もあるため、信頼回復には十分な謝罪やケアが必要になるでしょう。

歯科医院では、患者さんへ不測の損害を与えないように配慮する債務も負担することを忘れずに

歯科医院を訪れる患者さんとのトラブルは、治療や診療に関するものだけではありません。診療の予約に関するものや、来院した患者さんの持ち物を壊してしまった、保険証を返すとき別の人に渡してしまった、治療費の釣り銭を返すときに返金額を間違えてしまった、などの例が挙げられます。

歯科医院を受診する患者さんとの間に診療契約が結ばれることは、45ページで説明しました。この診療契約において、医療機関が負担する債務の中核になるのは、患者さんに最善の注意を尽くした医療を提供することですが、これに付随するものとして、歯科医院を受診する患者さんに不測の損害を与えないよう配慮すべき債務も負担します。もっとも、患者さんにとって不都合が生じたからといって、ただちに損害が発生したとすることはできません。ことに金銭的に評価するのがむずかしいような事態が発生した場合、それが損害として認定されるハードル、すなわち法的責任のハードルは低いものではありません。

たとえば「たとえばこんな状況」では、予約について患者さんの希望とその理由を事前に聞いておきながらそれに反することをし、患者さんに不快な思いをさせ、さらに新たなトラブルを生じさせる契機をつくった点で問題があります。しかし、そうだとしても金銭賠償をさせるほどの違法性があったとすることはできないと思います。

しかしながら、そうはいっても患者さんやその関係者に迷惑をかけているのですから、十分な謝罪を行う必要があるのはもちろんです。また、こうしたことが重なると、歯科医院に法的責任が発生してきます。

「不測の損害を与えないよう配慮すべき債務」とは

「患者さんに不測の損害を与えないよう配慮すべき債務」は、患者さんと医療開設者間の診療契約に付随して発生するものです。診療契約で医療開設者が負担する中心的な債務は診療・治療ですが、これに付随し、「患者さんの受診について不測の損害を与えない債務を負担する」などと解釈されます。つまり、具体的な法律に明記されているものではありません。これとは別に、一般的に故意・過失により他人の権利を侵害すると不法行為（民法第709、715条）が成立し、損害賠償責任が発生します。

たとえば、来院した患者さんの持ちものを壊した場合、契約責任からみても不法行為責任からみても、医療開設者に損害賠償責任が発生します。この点、どちらの法的構成［※］でも結果は変わりませんが、契約責任だと時効が10年、不法行為責任では3年とされ差が生じます。

※法的に結論を導き出すための理論形成

そのほかの確認2

明らかに違法な歯科医院の広告に応じた場合の問題はなにか

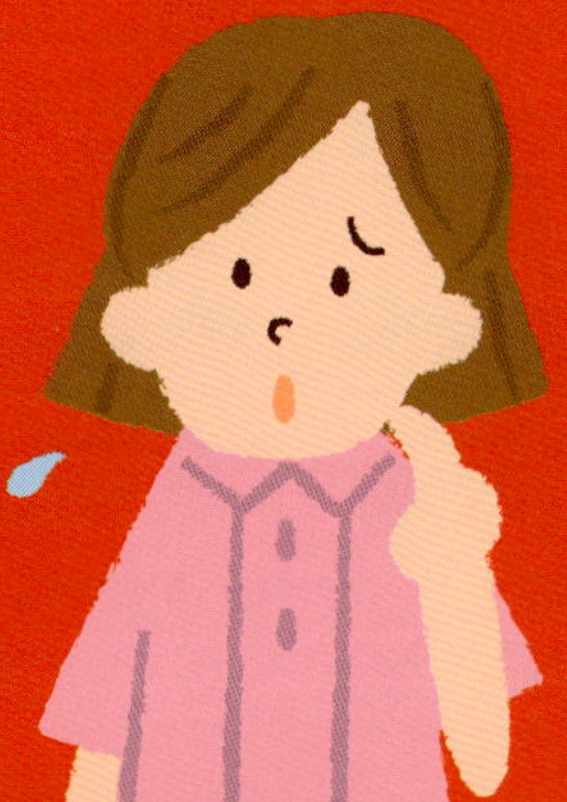

たとえばこんな状況

「歯科助手募集」の広告で、業務内容に「歯石除去など」と書かれてあるのをわかっていながら応募や勤務をしたら

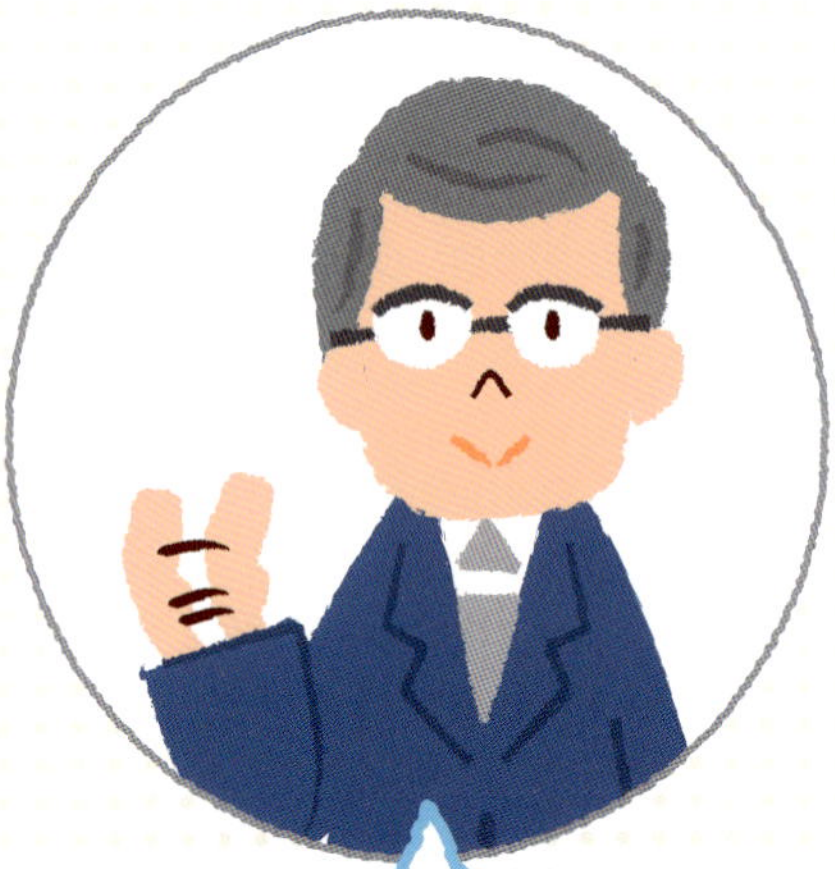

応募・勤務するだけでは違法になりません。しかし法律で認められた業務範囲を超える行為を行うと、職種を問わず、処罰の対象になります。

歯科医師法・歯科衛生士法は、無資格者による医療行為を禁じています

「たとえばこんな状況」をもとに解説しますと、歯科助手は歯科医院の業務を支えるスタッフであり、受付、事務から歯科医師のアシスタントに至るまで、さまざまな仕事を担当します。また、歯科医師のアシスタントをするには歯科領域の知識につうじる必要もあります。そのため、所定の時間の講習を受けると取得できる歯科助手資格認定制度もあります。この資格は民間のものですが、こうした講習で歯科助手の知識を身に着ければ、どの地域の歯科医院でも通用しやすくなりますし、また、一度退職しても復帰しやすいなどの点で、人気のある職種です。

しかし、いくら講習を受け、その民間の歯科助手の資格認定を受けても、歯科診療行為に関与できるのは歯科医師と歯科衛生士といった国家資格を有する者だけであり、歯科助手にはできません。先述（48ページ「歯科助手は手指を使った類の排除ができるか」）のとおり、歯科医療行為かどうかの境界線は、患者さんの口腔内に手をつけるかどうかにあります。「たとえばこんな状況」の募集広告にある業務内容の、「歯石除去等」ができるのは歯科医師や歯科衛生士だけであり、歯科助手にはできません。このことから、こうした求人広告を出す歯科医師や歯科医院の見識を疑わざるを得ませんし、違法な医療行為をそそのかすものとして強い非難を浴びるでしょう。

では、それを知りながら応募・勤務した歯科助手の法的責任はどうでしょうか。知って応募・勤務したことがただちに違法になるとはいえません。しかし、その歯科医院の勤務において患者さんの歯石除去等の医療行為を行えば、その時点で歯科医師法、歯科衛生士法に違反し、処罰の対象になります。また、歯科助手に医療行為を行わせた歯科医師や歯科衛生士も同じ理由で処罰の対象となります。

歯科医院のスタッフ募集広告でチェックすべき点

- 国家資格なしではできない業務が仕事内容として書かれていないか
- 給与が明記されているか
- 募集内容が対して、不自然に給与が多額でないか
- 求人広告への記載必須事項（下記）が明記されているか

記載必須事項とは……

- 求人事業主の正式名称〔社名等〕および所在地
- 事業の内容
- 募集雇用形態〔雇用期間の定めの有無がわかること〕
- 職種名または職務内容
- 応募資格〔必要に応じて学歴、経験、公的資格等〕
- 勤務時間
- 賃金〔採用時に一律に支払われる最低支給額〕
- 就業の場所
- 応募方法〔応募のための電話番号等の連絡手段など〕

歯科衛生士＋スタッフが負っている法的責任とはなんだろう？

解説3

歯科衛生士の守秘義務

医療は患者さんの秘密を知ることで成り立つ面も

歯科医療の現場では、患者さんの口腔内だけでなく、問診、診察等をつうじて、患者さんの肉体的・精神的な特徴、既往歴、私生活上のことがら、さらに患者さんをつうじて家族（第三者）の秘密に触れる情報に接することがあります。この意味で、医療は患者さんの秘密を知ることで成り立つということができます。また患者さんにすれば、医療側に提供、開示した秘密が守られることを前提に受診しており、医療に対する信頼関係があってこそ医療が有効に機能します。医療における守秘義務は古くから医療の中核とされ、よく知られたギリシャ時代の医学者であるヒポクラテスの「誓い」のなかに、医療行為への関係あるなしにかかわらず、知り得た人の生活についての秘密を守る、との一節があります。

法律で定められた医療者の守秘義務とは

医療者の守秘義務は、医師や歯科医師については刑法（第134条1項、秘密漏示罪）が規定しますが、歯科衛生士については歯科衛生士法（第13条の6）が「業務上知り得た人の秘密を漏らしてはならない」と定め、これに違反する場合には処罰（50万円の罰金）の対象とされます。もっとも、処罰するには、秘密を漏らされた被害者からの告訴（捜査機関に処罰を求める手続）が必要とされます（親告罪）。

ここでいう人の秘密とは、生きている個人に関する情報であって、一般に知られておらず、また、他人に知られることが本人に不利益となる事実、すなわちプライバシー情報のことをいいます。これより、亡くなった著名人が患者さんにいて、死後、その人のセンシティブ情報を開示したとしても、法

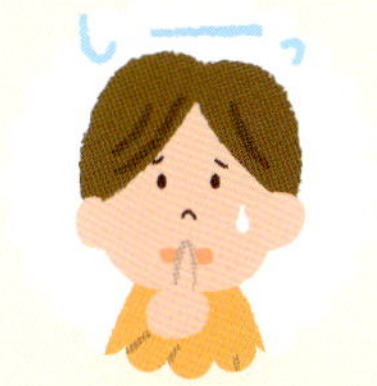

歯科衛生士は守秘義務について この２項目で法的に罰せられる

歯科衛生士法　第13条の６

「歯科衛生士は、正当な理由〔※〕がなく、その業務上知り得た人の秘密を漏らしてはならない。歯科衛生士でなくなつた後においても、同様とする。」

歯科衛生士が患者さんの秘密を漏らす

→

1年以下の懲役 もしくは 50万円以下の罰金

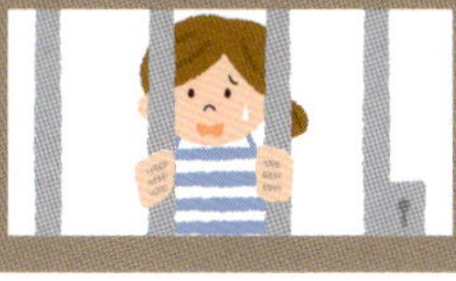

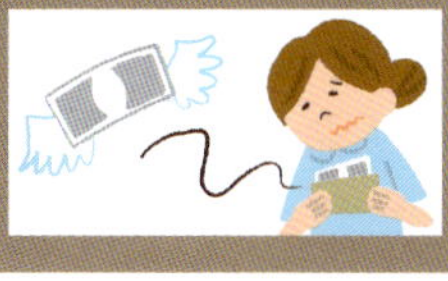

※正当な理由とは……「本人の同意があった場合」「本人の理解力が不足し、家族に患者さんの情報を提供する場合」「警察の捜査で照会を受けて患者さんの情報を提供する場合」「高齢者や子供の患者さんが虐待を受けていることを通報する場合」「患者さんから訴えられ、自分の身を守るためにその患者さんの情報を裁判で明らかにする場合」などが考えられます。その判断は、守秘義務違反が刑事問題になった場合は捜査機関が、民事問題で訴えられた場合は裁判所が行います。

歯科衛生士法　第８条

「歯科衛生士が、第４条各号のいずれかに該当し、又は歯科衛生士としての品位を損するような行為のあつたときは、厚生労働大臣は、その免許を取り消し、又は期間を定めて業務の停止を命ずることができる。」

歯科衛生士がその品位を損なう行為をする

→

免許の取り消し または 業務停止

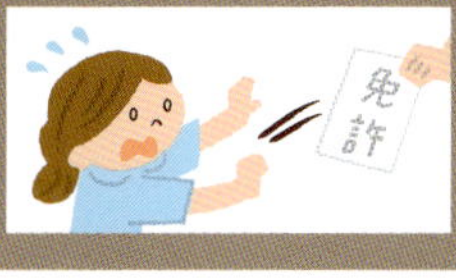

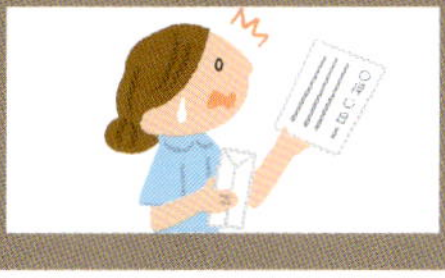

ただし、同法２項には、下記のように歯科衛生士免許が回復する場合があると規定されています。
「前項の規定による取消処分を受けた者であつても、その者がその取消しの理由となつた事項に該当しなくなつたとき、その他その後の事情により再び免許を与えるのが適当であると認められるに至つたときは、再免許を与えることができる。この場合においては、第６条第１項及び第２項の規定を準用する。」

令上、守秘義務違反にはなりません。

また、秘密は患者さん本人のほか、医業に従事する過程で知り得た家族などの本人以外の秘密も含まれると解釈されます（最高裁 平成24年2月13日判決）。最近ツイッター、フェイスブック、LINEなどのSNSを用いて簡単に情報が社会に伝達できるようになりましたが、法令上の守秘義務を負担する医療従事者が患者さんの口腔内の情報を社会に流せば、ただちに守秘義務違反となります。また自分は診ておらず、カルテを見て知った情報を流した場合も同じ扱いとなります。

秘密の漏洩は、歯科衛生士という職業の品位を損なう

また、歯科衛生士法では、「歯科衛生士としての品位を損するような行為」があったときは免許の取り消しや業務停止を命じることができるとされています（第8条1項）。守秘義務に違反して罰金刑を受ければ行政処分もされますが、刑事処罰を受けなくても、人の秘密を漏らすことは歯科衛生士の品位を損なうといえるため、気をつけなければなりません。

医療従事者がすべき個人情報の扱いかたとは

また、医療においては、秘密情報以外にも患者さん個人を特定、識別する情報（個人情報）を取り扱います（両者の範囲は一致せず、個人情報の方が広いものといえます）。個人情報保護法は、一定の規模以上の個人情報を取り扱う事業者に種々の義務を課したものですが、厚生労働省は、「医療・介護関係事業者における個人情報の適切な取扱いのためのガイドライン」（平成16年12月12日医政発第1224001号[※]）を定め、医療機関が法令上の個人情報取扱事業者でない場合であっても、ガイドラインを遵守するよう求めています。また平成27年の法改正では、適応除外とされていた小規模事業者も同法の対象に含められ、新たに「要配慮個人情報」を設けて患者さんの病歴等の取り扱いに特段の配慮が求められることになりました。医療機関の情報管理の責務が重いということです。

国家資格をもたない歯科医院スタッフの守秘義務は？

歯科医院に勤務する歯科助手や事務職は法令上の守秘義務を負担しません。しかし情報管理は歯科医院全体で行う必要があるため、法律上守秘義務を負担しない歯科助手や事務職には雇用契約や就業規則で守秘義務を課すことが求められます。特に、SNS等の媒体を使って患者さんの情報を発信しないことを、徹底させなければいけません。

※厚生労働省．医療・介護関係事業者における個人情報の適切な取扱いのためのガイドライン．http://www.mhlw.go.jp/topics/bukyoku/seisaku/kojin/dl/170805-11a.pdf．2016年3月9日アクセス．

PART 2

裁判例・報道例から学ぶ

歯科衛生士・スタッフの法的責任

本PARTでは、歯科衛生士・スタッフの業務範囲について実際の裁判例や事件報道をふまえて解説します。

［1］

歯科衛生士らが歯科医師の指示で歯科医療行為を行っていた事案の判例

（大阪高裁判決　昭和55年10月31日）

裁判の概要

歯科医師の院長に指示され、歯科衛生士と院長の妻が約１年半にわたって窩洞形成、根管治療、抜髄等の医療行為を行い、歯科医師法違反を問われて刑事裁判となったもの。歯科衛生士に懲役６月、執行猶予２年の判決が下されました。

裁判所は、歯科衛生士が歯科医療行為に関与できるのは歯科医師による医療行為への補助行為と認められる場合にとどまること、歯科衛生士が窩洞形成、根管治療、抜髄等を行うのは単なる補助行為ではなく、明白に独立の歯科医療行為であるとし、これを行うのに主治の歯科医師の指示があったとしても適法なものとはいえないとしました。また、院長とその妻、また歯科衛生士は、医療行為を協力しながら共同して無免許歯科医業を行っていたとし、この３名に歯科医師法違反の犯罪が成立するとしました。

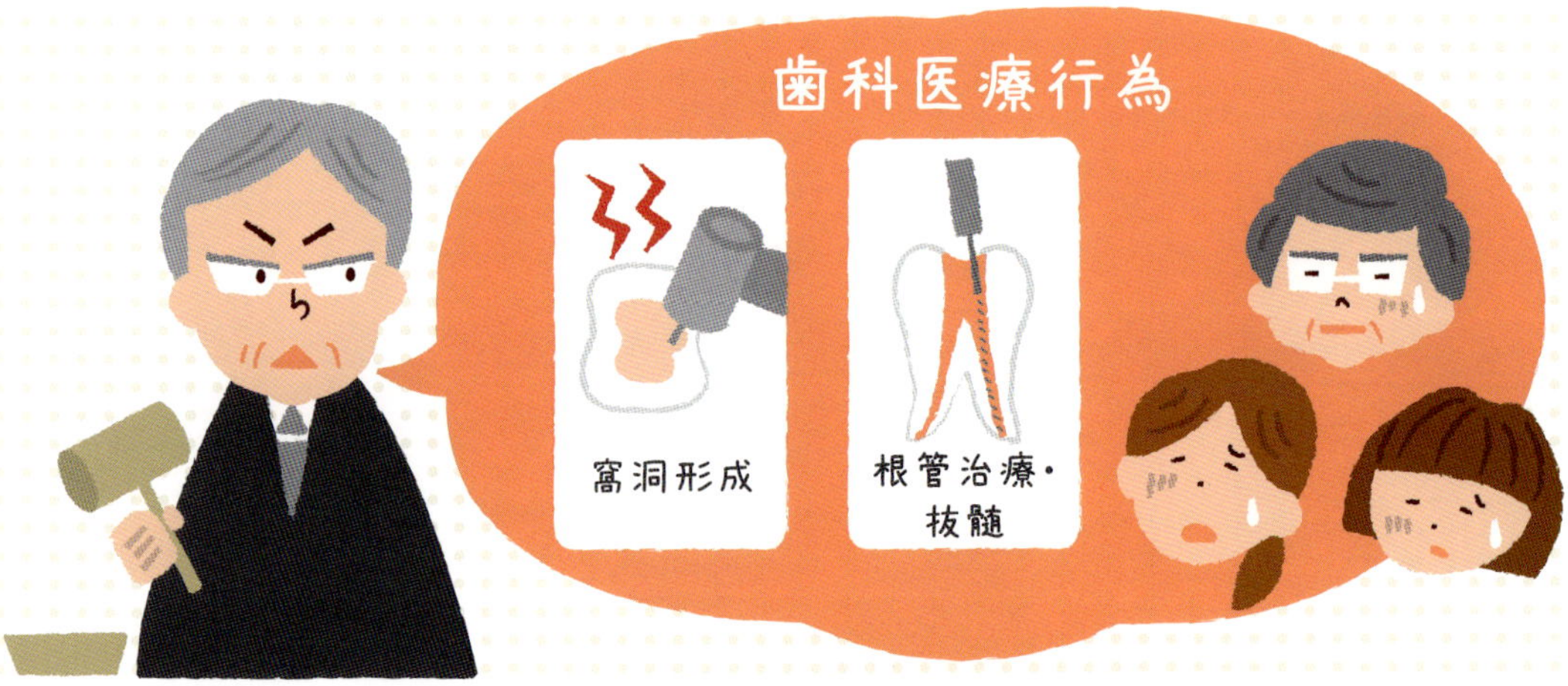

解説

● この判決は、歯科衛生士が業務として行える診療補助業務（歯科衛生士法第2条2項、第13条の2）の限界を示したもので、その限界を超えて歯科医療を行った場合、それが歯科医師の指示によったとしても違法な無資格歯科診療となり、重い刑罰が科されることを示しました。

● 歯科医療行為のうち、歯科医師にしかできないものを「絶対的歯科医行為」、歯科衛生士が歯科医師の指示を受けて従事できるものを「相対的歯科医行為」といいます。判決ではそうした用語は使っていませんが、窩洞形成、根管治療、抜髄は歯科医師にしかできない医療行為（絶対的歯科医行為）であることを示しました。

しかし、絶対的歯科医行為はこの3種類に限られるものではなく、広い歯科の診療領域に数多く認められます。一般的にいうと、専門的で高度な技量、知識、経験がないと対応できないものや健康被害が発生しやすい医療行為のことであり、歯科医療に携わる者からみると歯科医師自らが行うべきで、また、歯科医師でないと任せられない医療行為のことです。その例として、患者さんを診断する、侵襲的な医療について患者さんからインフォームドコンセントを取る、歯を切削し、口腔内の切開や抜歯などの観血処置や、精密印象を取る、歯石除去術のための鎮痛処置を除いた薬剤の皮下注射や歯肉注射をする、咬合調整等が挙げられます。

● こうした医療行為を歯科衛生士が行うと歯科医師法に違反するのは当然として、指示した歯科医師自身も歯科医師法の無資格歯科診療の罪に問われることになります。判決によると、この歯科衛生士は院長に対し歯科衛生士の給与水準を超える高い給与を要求していたとのことであり、してはいけないことと知りながらそれを逆手に取っていたようです。これが重い刑罰が科された理由のひとつになっています。

● これは極端な例かもしれませんが、一般に歯科医師の指示があると断りにくく、また、診療を積み重ねて慣れてくると問題意識が鈍くなります。また、知らず知らずにやってはいけない分野に手をつけている歯科衛生士や歯科助手がいるかも知れません。しかしことが発覚すると、大変な問題に発展することを忘れないでください。

● 本事例で下された判決は、執行猶予付とはいえ懲役2年という大変重いものでした。処分はこれだけではすまず、歯科医師や歯科衛生士は免許の取り消しや業務停止などの厳しい行政処分を受けたものと思われます。

[2]

歯科衛生士に歯科医行為をさせたとして、歯科医師と歯科衛生士が逮捕・書類送検されたとの報道

報道の概要

歯科衛生士にエックス線写真撮影やカルテ記入をさせたとして、警察は歯科医師A（57）を歯科医師法違反（無免許歯科医業）容疑で逮捕、歯科衛生士の女性（36）を同容疑で書類送検した。A容疑者は歯科診療所を歯科衛生士にほぼ任せていたという。容疑者は歯科診療所を経営。昨年8～12月までの間、歯科衛生士に指示し、同医院内で歯科衛生士に定期健診として患者計6人に対し計55回エックス線写真撮影をさせたほか、問診や触診、カルテ記入などの歯科医行為を無免許でさせた疑いがある。

［平成18年］

解説

● 歯科医師法では、「歯科医師でなければ、歯科医業をなしてはならない」（第17条）と定められており、これに違反すると「3年以下の懲役若しくは100万円以下の罰金に処し、又はこれを併科する」（第29条）という罰則を定めて、無資格診療を厳しく禁じています。

● 患者さんにエックス線写真撮影を行うこと、問診や触診をして、その結果をカルテに記入することは歯科医師でなければできない歯科医業（絶対的歯科医行為）ですから、無資格の歯科衛生士がこれを行えば無資格診療行為となり、これを行った歯科衛生士とこれを行わせた歯科医師はともに歯科医師法違反となります。

本事例では、歯科医師は、歯科診療所を歯科衛生士にほぼ任せていたとの

ことですが、これが事実であるならその悪質性は強く、歯科医療への信頼を失わせる重大な事件といえます。また、この報道からは歯科衛生士がどのような状況で歯科医師の違法診療に協力したのかは不明ですが、本事例では歯科医師は逮捕され、歯科衛生士は逮捕を免れています。

この種の事件は、ただちに表面化することはなく、情報をつかんだ警察が内偵や任意での事情聴取を行い、容疑が固まった時点で強制捜査に入ります。おそらく歯科衛生士は捜査に協力して情報を提供し、逃亡や証拠を隠滅する恐れがないと判断されたものと推測されます。

● 歯科衛生士が患者さんに対して問診や触診等の診察を行い、カルテに記入する事例はさすがに多くはないと思いますが、エックス線写真撮影が無資格者によって行われる実態は、筆者の経験から少なからずあるものと想像されます。エックス線の照射実行はレントゲン室の外にあるボタンを押すだけであり、室内にいる患者さんからも誰が押したのかは見えません。また、エックス線写真撮影は放射線によって人体に有害な影響を与えるといっても、その影響がすぐ目に見える形で表れることはありません。

歯科医院では患者さんに対するエックス線写真撮影は毎日のように行われているうえ、歯科医師にとってみても、撮影はスタッフに難しいことを要求するものではなく、患者さんに被害も発生しないのだから、これをスタッフにさせて省力化させたいと考える者が出てくるかもしれません。

それが経営者であれば、歯科医院の遵法意識を低くし、同調・協力するスタッフも出てきて、問題意識のあるスタッフには居づらい職場となります。

そして、いやいやながらも違法な撮影に手を染める可能性もあるかもしれません。しかし、どのような事情があれ、いったん違法なエックス線写真撮影を行えば、歯科医師法違反となり処罰の可能性は免れません。また、そうなれば行政処分の対象となり、歯科衛生士の免許や業務に影響が生じ、多大な不利益を被ることになります。

● 筆者の経験からは、歯科衛生士や歯科助手が、最初から違法な医療行為に手を染めることはなく、歯科医師やその影響を受けた職場の先輩からの指示、命令を切っかけにすることがほとんどです。職場において違法な診療行為を指示された場合は、理由を示してはっきり断ることです。また、それを受け入れない診療所であれば、すでに述べたような不利益が自分の身の上に生じることを考えて、退職や転職を考えざるを得ないでしょう。

[3]
歯科助手に印象採取などの医療行為をさせたとして、歯科医師と歯科助手が逮捕されたとの報道

報道の概要

医療行為をさせたとして、警察は歯科医師法違反容疑で、歯科クリニック院長と歯科助手を逮捕した。逮捕容疑は平成26年3月〜平成27年5月にかけて16回にわたり、同クリニックで歯科医師免許を持たない歯科助手に歯型取りなどの医療行為をさせたとしている。院長は「違法と知らなかった」、歯科助手は「小さな診療所ではどこでもやっている」と供述している。院長は別会社の経営のためクリニックを不在にすることも多く、歯科助手に多くの治療を任せていた。同クリニックでは平成21年からの6年間で1,500人に対し違法な医療行為が行われていたとみられ、「歯の根幹が化膿した」「顔が腫れた」と訴える患者もいたという。

［平成28年］

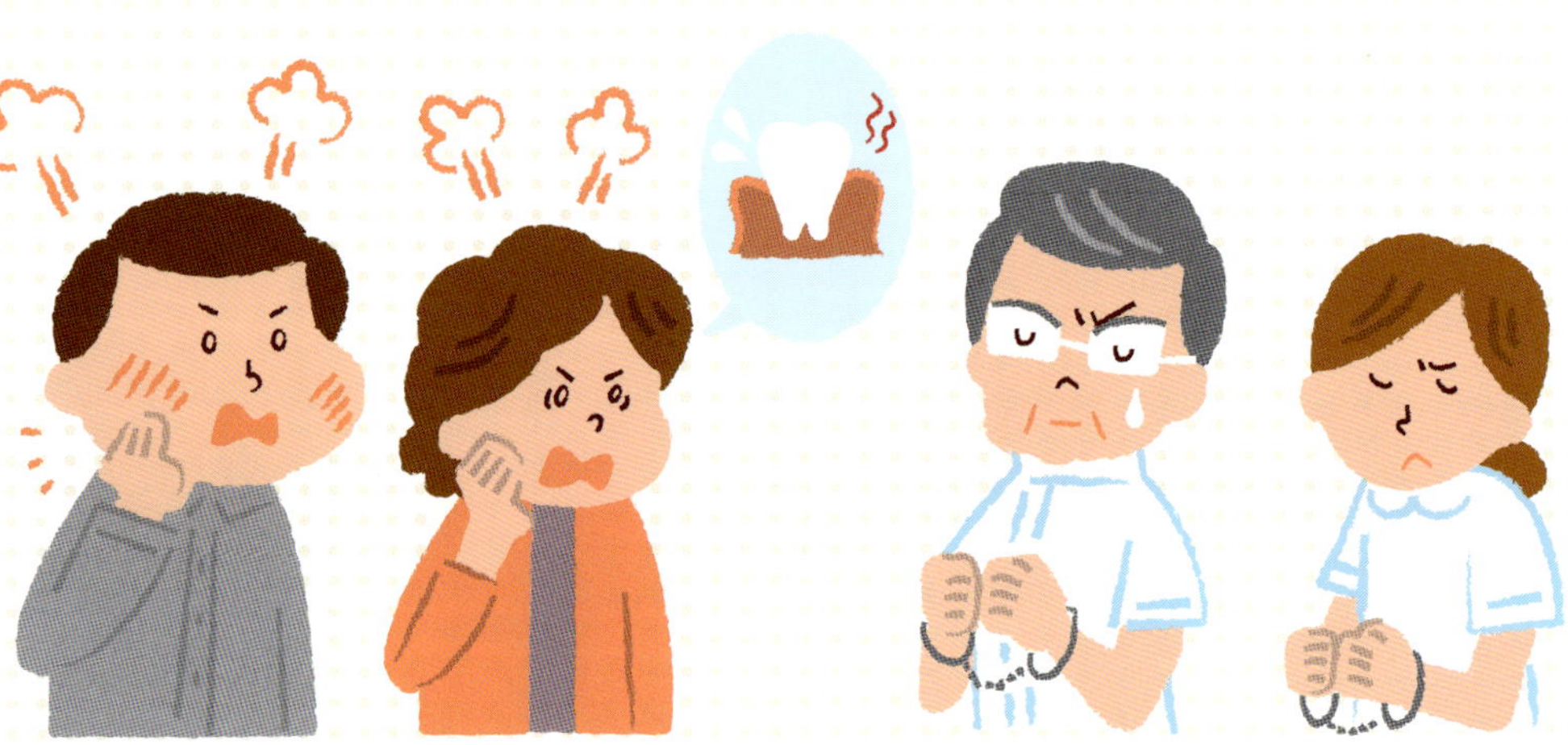

解説

● 医療行為ができる免許をもつのは歯科医師だけで、歯科助手や事務職を雇ってほかの業務をさせる医院は少なくありません。歯科助手は無免許であり、診療、治療業務に携わることはいっさいできません。治療に必要な器具の準備や清掃、患者さんの付き添い、治療用ライトの調整、バキュームでの唾液吸引、診療台に薬剤を用意し、セメントを練ったりすることは可能な業務ですが、患者さんの口腔内に手を入れたり口に触れる行為はできません。

　しかし歯科医院のなかには、歯科衛生士でなければできない歯石除去、ブラッシング指導などの診療補助業務を歯科助手に行わせ、歯科医師でなければできないエックス線写真撮影や印象採取などを歯科衛生士に行わせているところがあるとも聞きます。

● 本事例は、歯科医師である院長が留守がちで、そのぶん歯科助手が院長に代わって6年間の長きにわたって無資格歯科医療を続けていたようで、対象となった患者数も１５００人と多く、なかには健康被害が発生した患者さんもいたようです。無資格医療の期間、規模とも大がかりで違法性も強く、ここでは歯科医師だけではなく歯科助手もともに逮捕されています。逮捕された歯科医師は違法と知らなかったとしていますが、自分が不在にしている診療所で無資格者に診療させるなど論外であり、まったく通用しません。また歯科助手は、「こうしたことは小さな診療所ではどこでもやっている」とうそぶいています。それが事実かはわかりませんが、歯科助手にできる範囲を超える業務に従事させている歯科医院は、本事例を教訓にする必要があります。

● また、本事例では患者さんに健康被害が発生しているようです。報道からは不明ですが、それが歯科助手の手技を原因とするならば、民事の損害賠償責任はもとより、刑事的に業務上過失傷害罪等の立件に発展する可能性も否定できません。本事例はおそらく患者さんや関係者から行政（保健所や医務課）や警察に相談、告発があり、警察が内偵したところ、歯科医師法違反の態様が重大であるため、刑事事件として立件されたものと思われます（なお、発覚した無資格歯科診療がすべて刑事事件化されるとは限りません）。

● こうした事件が報道されると患者の意識も先鋭化し、自分の口腔内に触れた人の氏名と資格をたずねてくる場合が出てくるかも知れません。歯科医院として、それをクレーマーからの質問ととらえず、ただちに答えられる体制づくりを心がける必要があります。

[4]

日常的に採血や薬品投与を行っていた歯科衛生士と施設が、法的に問われなかったことに関する報道

報道の概要

甲市が開設し、障害者や認知症の高齢者、幼児らに歯科診療をしている「甲市歯科センター」で、歯科衛生士が日常的に採血や薬の投与をしていることが分かった。センターは、平成16年4月開設。患者の負担軽減のため進めている全身麻酔下での治療は、平成18年9月までに1,200件以上に上る。

甲市に同年5月、「歯科衛生士が採血をしている」との情報が寄せられ、センターを運営する甲市歯科医師会とともに調査。30代の女性歯科衛生士が全身麻酔をかけた患者から採血。点滴の輸液に抗生剤を混ぜて注入速度を調整したり、全身麻酔の前に鎮静剤を投与したりしていた。この歯科衛生士は歯科医師の下で約10年経験。センター開設時から勤務し、平成16年夏に採血を始めた。平成18年3月から9月まではセンターに看護師が1人もおらず、歯科衛生士は採血と投薬を続けていた。

甲市は、歯科衛生士の権限を逸脱していないかを厚生労働省歯科保健課に照会。同課は、

①歯科医師の指示の下で行っている

②十分な知識と経験、技能がある

③患者の不利益になっていない

として、「今回のケースは法に触れない」との見解を示した。歯科衛生士が行うことができる行為は「ケースバイケースで判断する」とし、「今回は条件が整っており法に触れないが、技能がない場合などは違法行為の可能性がある」としている。

［平成20年］

解説

●歯科衛生士が業務上、歯科医師の指示があれば行うことのできる歯科診療補助行為（歯科衛生士法第2条2項、第13条の2）と、指示があっても行うことのできない歯科医療業務があること、前者を「相対的歯科医行為」、後者を「絶対的歯科医行為」という名称で区別することはこれまで説明したとおりです。

とはいっても、解釈にはつねにあいまいさがつきまといます。歯科医師法や歯科衛生士法は、具体的な医療行為のひとつひとつについて、歯科衛生士にできる／できないを定めておらず、個別の事案における解釈によって決めるほかありません。また、相対的歯科医行為には、資格を有する歯科衛生士であれば誰でもできるものと、経験や技術がないとできないものがありますが、その区別をどこでするのかについても、実ははっきりしていません。

本事例の報道記事の記者がその点を厚生労働省に取材したところ、歯科衛生士にどの程度の技能や知識があれば採血や投薬ができるかについて「明確な基準はない」と回答しており、また、国会においても「歯科衛生士が行える業務を個別に列挙するのは困難である」と答弁したとのことです。

●本事例は、歯科衛生士が静脈から採血し、点滴の輸液に抗生剤を投与し、また、全身麻酔の前に鎮静剤を投与することを、厚生労働省が条件つきで歯科衛生士に許される医行為と認めた点で意義があります。報道にあるように厚生労働省が甲市の照会に対して回答をしたのは、歯科衛生士の採血行為が診療上も、また社会的にもインパクトをもっていたからと思われます。なお、この回答が出るまで、静脈注射が歯科衛生士の権限かどうか、歯科医師や法律の専門家の間で解釈が分かれていたとのことです。

●こうした解釈により、歯科衛生士の静脈注射（採血、点滴）は相対的歯科医行為と位置づけられることになり、静脈注射をしても歯科医師法違反になることはありません。

ただ本事例は、

①歯科医師の指示の下で行っている
②十分な知識と経験、技能がある
③患者さんの不利益になっていない

という3つの条件下で法律（歯科医師法や歯科衛生士法）に触れないとされたということです。逆にいえば、これらの3条件を欠くと、違法とされる余地があるということです。その要件を満たしていたかが問われることになるのは、医療機関と患者さんとの間で事故が発生した場合です。

● 採血や点滴の際、刺入した注射針が前腕の神経を損傷する事故が、医療機関では毎年発生しています。そのほとんどは看護師によるものですが、採血や点滴に慣れたベテランの看護師でもこうした事故は発生します。それというのも、皮下にある神経は見えず、患者さんひとりひとりの神経の走行も異なっているからです。

こうした、神経走行箇所の把握が困難であるという事情から、注射針で神経損傷をしてもただちに有責と判断されることはありませんが、それは刺入した場所や方法等が適正であったことを前提とします。ですからこうした教育を受けず、技能訓練を受けていない歯科衛生士が、静脈注射をすることは避けなければなりません。また歯科医師が、未熟な歯科衛生士に指示して静脈注射をさせることも控えなければなりません。

もっと法知識を身に着けるリファレンス

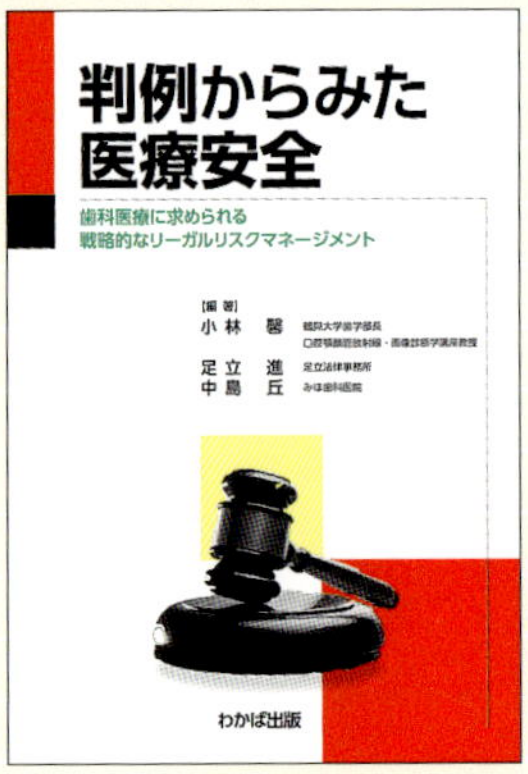

判例からみた医療安全

歯科医療に求められる戦略的なリーガルリスクマネージメント

編著：小林　馨〔鶴見大教授〕
　　　足立　進〔弁護士〕
　　　中島　丘〔歯科医師〕
わかば出版 刊　　税抜価格：3,500 円

歯科医院における医療裁判事例とその対応を各科に分けて解説。

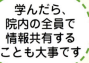

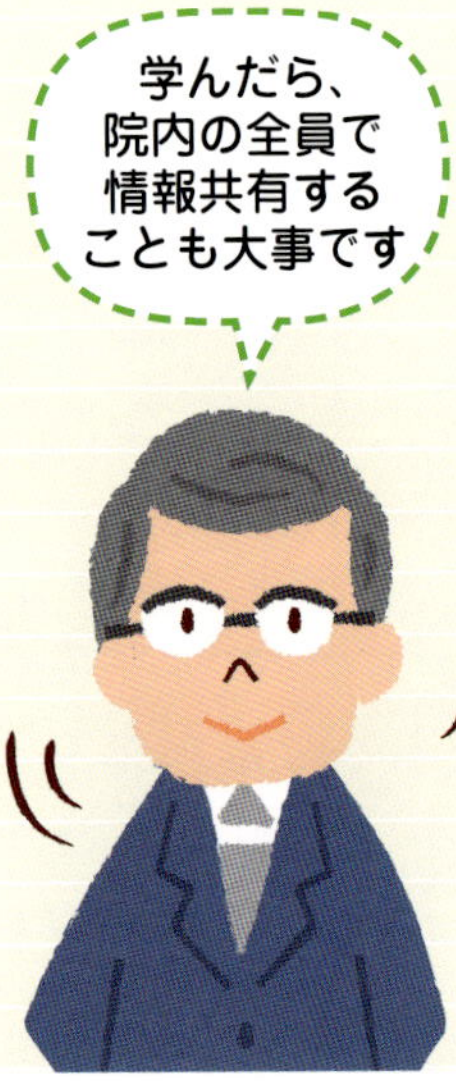

医療訴訟Q＆A

医療の法律相談

著：平沼直人〔弁護士〕
公益財団法人労災保険情報センター 刊
税抜価格：2,381 円

説明責任や患者さんのプライバシー情報、係争前の段階や、示談・医療裁判における交渉法を詳細に解説。

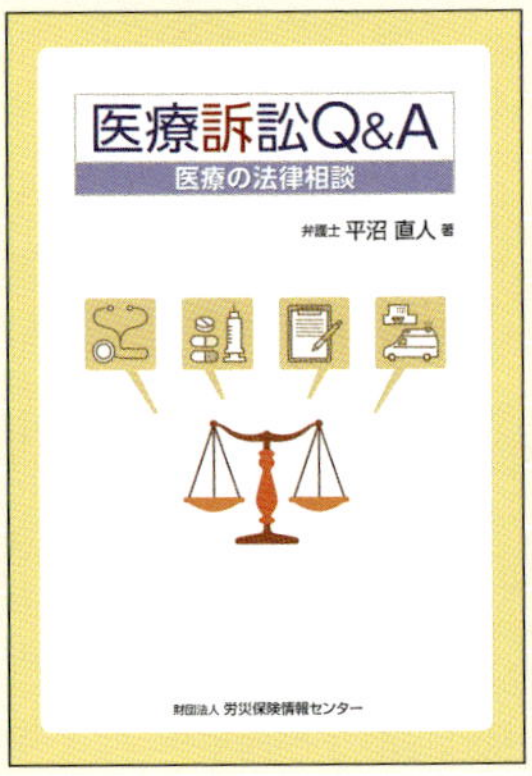

PART 3

法的責任を問われる係争や事件になってしまったら

患者さんとトラブルになってしまった!! どうしたらいい？

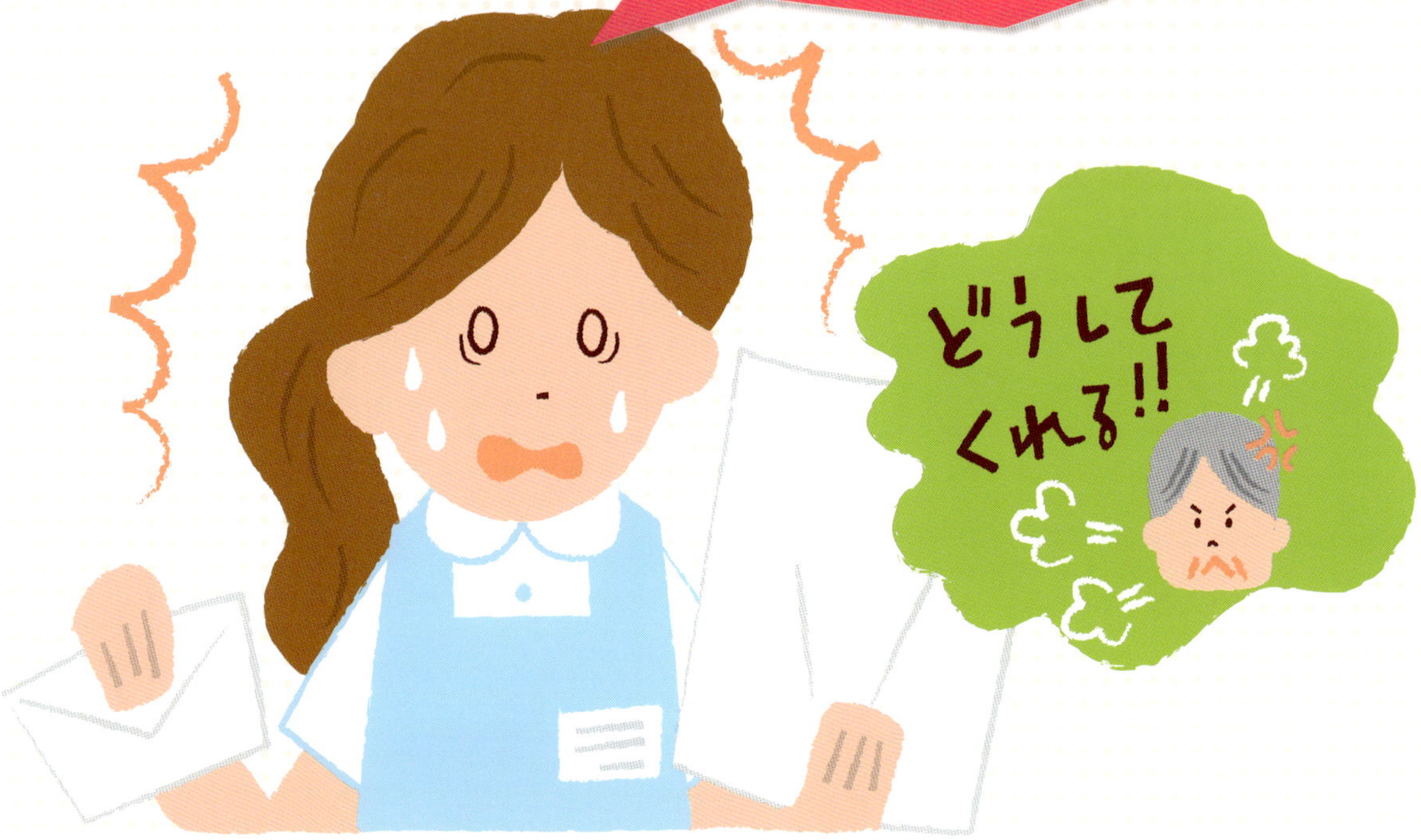

法律はトラブル解決の最終手段

歯科医院で発生するトラブルは、おもに患者さんの診療に関するものです。歯科診療の主な担い手は歯科医師であることから、診療トラブルは歯科医師と患者さんの間で起こるものが多数を占めています。しかしそれ以外にも、受付やスタッフの接遇や診療室での歯科衛生士の医療行為に関して起こるトラブルもあります。また逆に、患者さんからセクシャルハラスメント（セクハラ）や暴言を吐かれるなどの被害を歯科医院側がこうむることもあり、歯科医院におけるトラブルの原因や態様はさまざまです。

また、歯科医院は歯科衛生士や歯科助手などのスタッフが、労務を提供する場でもあります。経営者、あるいは上司や医療法人との間で発生する労働問題やセクハラ、パワーハラスメント

（パワハラ）などもあります。

もし、そうしたトラブルが発生した場合、紛争解決の手段になるのが法律です。紛争になった場合、双方の話し合いで円満に解決されることが望ましいといえますが、それが困難であったり不可能であれば、最終的に法律に従って解決するしかないからです。また、法律の規定や考え方の基本が押さえてあれば、相手方の理不尽な要求にたじろいだり、あわてて対応してしまったりする必要もありません。

そこで、本PARTでは、歯科医院の診療トラブルで相手方から苦情を受けたり、法的責任を問われることになってしまった場合の対応や対策として、いくつか押さえておくべきポイントを示します。

歯科衛生士に対して損害賠償を求められた場合の対応と手順

たとえば こんなトラブルが起きた！

「歯科衛生士から渡された薬を家で飲んだら体調不良になり、救急車で運ばれた。また、歯科医師ではなく歯科衛生士がエックス線写真撮影しているようだった」という苦情とともに損害賠償を求められた。

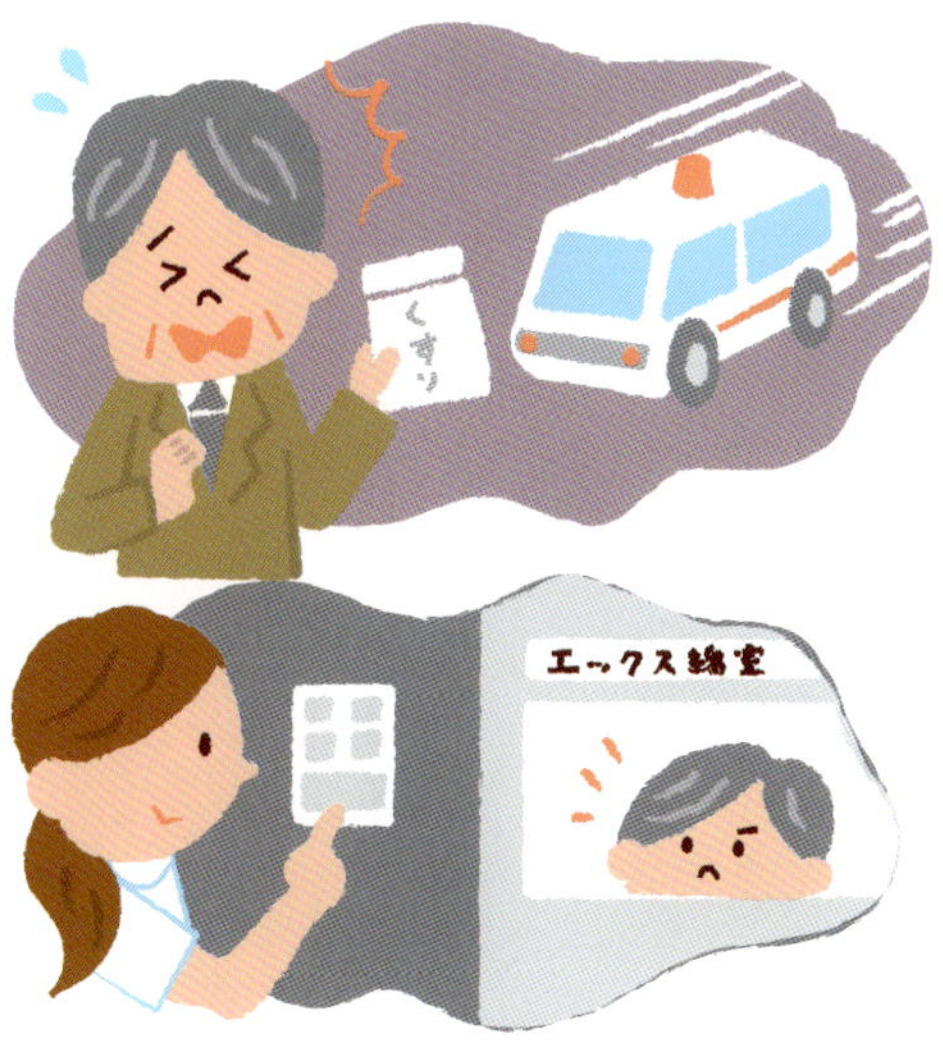

診療に関するトラブルは、歯科医院で発生するトラブルの代表的なものです。患者さんへの診療とひと言に言っても、初診時の問診、口腔内の診察、検査、診断、治療（手術）、補綴、修復などがあり、その範囲は広くて多様です。それぞれの段階で、また、いくつかにまたがってトラブルが発生し、紛争に発展する可能性があります。本事例の場合、押さえるべきポイントは次のとおりです。

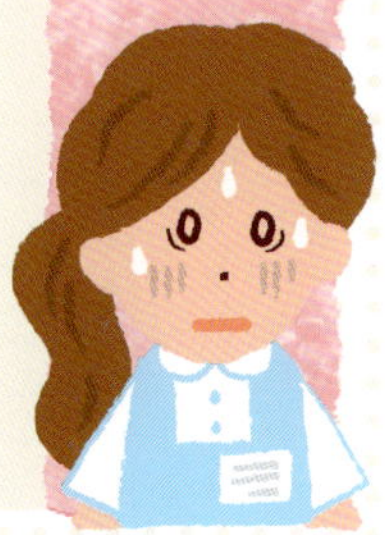

1 患者さんの苦情内容を把握し、誠意をもって接すること

結論は急がないで

患者さんの苦情はひとつとは限らず、むしろ、いろいろと申し立てられることが珍しくありません。複数の苦情に見えても、その根に中心的な不満があり、他はその派生の場合もあります。そこで、苦情を申し立てられたら、まず患者さんの苦情がどのようなものなのか、何に不満をもっているのかを歯科医院のスタッフ全体で把握し、問題の共有化を図る必要があります。

この場合、苦情の把握は院長を中心に行うべきです。ただ、院長ひとりに任せておけばいいというのではなく、スタッフ全体で問題を把握、共有する態勢を組むべきです。また、こうした紛争やトラブルにどのように対処してよいかわからない場合は、弁護士に相談してください。知り合いの弁護士がいない場合は、医師賠償責任保険の保険会社に紹介してもらう、所属する歯科医師会に紹介してもらう、弁護士会が実施する法律相談を受けるなどの方法で見つけることができます。

本事例は、歯科衛生士の投薬行為が問題になっています。肝心なのは、投薬された薬剤が患者さんの体調不良の原因かどうかです。もちろん、歯科衛生士によるエックス線写真撮影問題もやっかいな問題です。

患者さんのクレームを受ける側として、まずは患者さんからの苦情をじっくりと傾聴し、内容をよく把握することです。その際、すぐに結論を出すようなことをせず、「今後、承った苦情の内容を検討すること」「そのため必要な調査を行うこと」「結論が出るまで時間を要する場合もあり、場合によっては患者さんの協力が必要になること」などを説明します。

心情に配慮し詫びてもOK

また、場合に応じてですが、患者さんは治療のために受診し、そこで思わぬ事態に遭遇しているのですから、医療者として患者さんに迷惑を及ぼす事態になったことを詫びる言葉をかけてもよいと思います。この点に関して、「責任を認めるような言葉づかいをいっさいしてはならない」という方もいますが、こうした一連の流れのなかで患者さんの立場を思いやる言葉を使ったからといって、法的責任を認めたと解釈されることはありません。また、医療側が警戒してガードを固め過ぎると、かえって紛争の解決が遠のくこともあります。

2 何があったのか、事実をよく調査すること

◎事実は記録と証言から再現

患者さんの苦情の内容が把握できたら、それに該当する事実があるのかどうかを、カルテや各種検査記録、また院内スタッフの記憶などから調査します。これも歯科医院全体で行う必要があります。というのは、歯科医院のカルテは、通常、歯科医師だけが記録しています。そのため、歯科衛生士の行ったことがらを詳細に記録することはあまりないことだと思われます。カルテに記録にされていない事実や診療の経過は案外と多く、これらについては、患者さんの診療に従事した者の記憶や、独自の記録（たとえばメモ）からしか再現できません。それに、歯科医師が担当した医療行為の内容や経過は、歯科衛生士でなければ再現できないものが多くあります。また、本事例のように患者さんが他医に救急搬送されて治療を受けた場合、そこでの診療資料をできるだけ集めて調査する必要もあります（これは患者さんの協力がなければできません）。

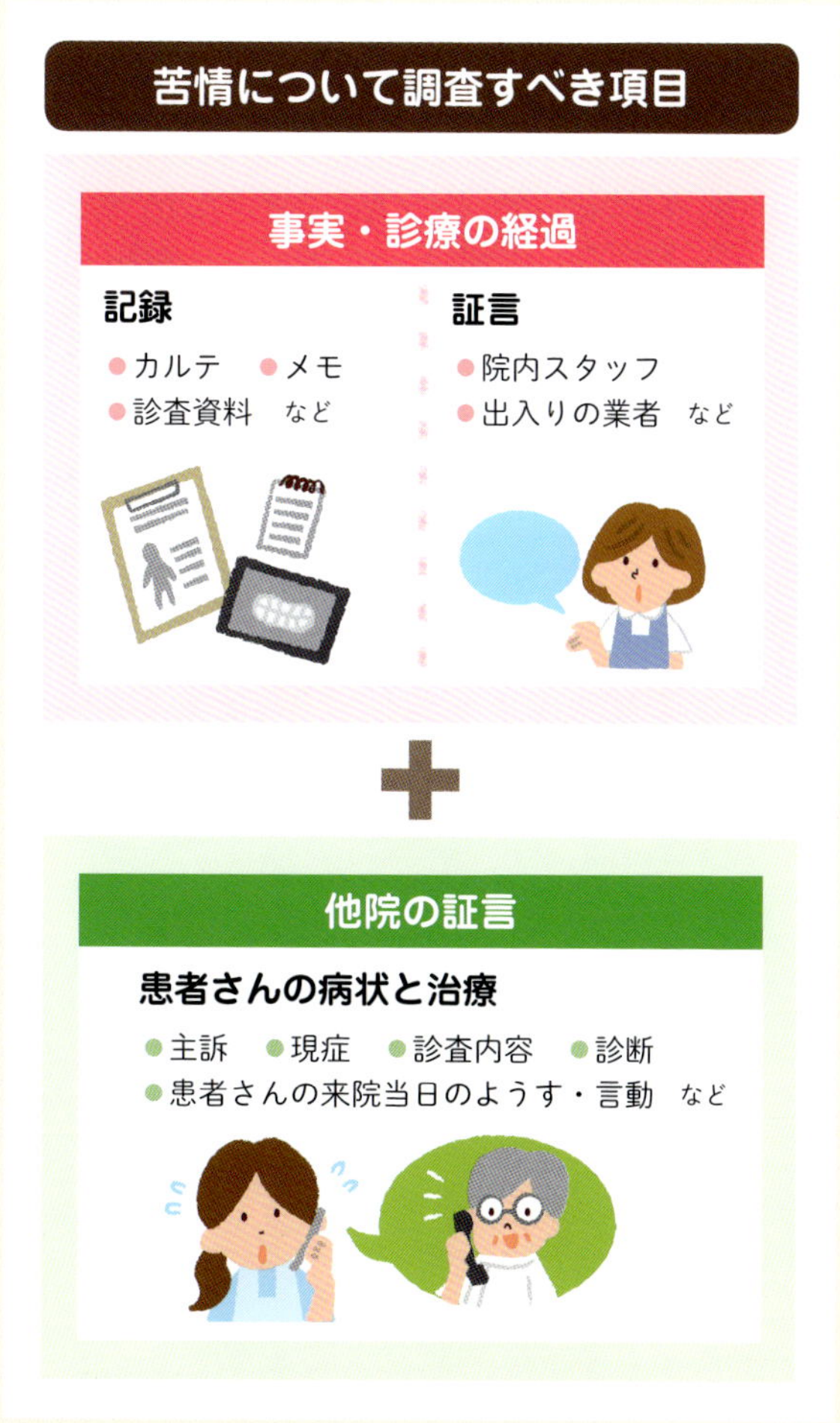

◎他医の診断を調査することも

本事例では、患者さんの疾病とその内容や既往歴、歯科医師の治療内容と診療経過を把握し、歯科衛生士はどのような経緯や理由でその薬剤を投与したのか、それについて歯科医師の指示はどのようなものであったのか、薬を服用した患者さんにど

のような体調不良があり、その原因について他医はどのような診断をしたのか、などの情報を詳細に調査します。

また、エックス線写真撮影については、撮影の日時と誰がどのように撮影したのかを調査します。

3 苦情にどんな原因があるのか多方面から検討すること

⦿ 苦情の原因は医院にあるか?

事実を調査した結果、患者さんの苦情にどんな原因があるのかどうかについて検討します。本事例でいえば、体調不良の原因について、それが患者さんの苦情どおりに歯科医院で投与された薬剤によるものなのか、それとももともと患者さんのもっていた疾病や、たまたま生じた別の原因によるものかについて、集めた資料をふまえて多方面から検討します。

⦿ 調査は時間がかかることも

これは医学的で専門的な領域に属することがらであり、結論がすぐ出るものもあれば、出ないものもあります。また、一度結論を出すと、それを前提にことが進むため、多少時間をかけてでも慎重に判断しなければなりません。調査に時間がかかると、患者さんから急かされて焦ったり、浮き足立つこともあるかと思いますが、その場合、時間がかかる理由や調査経過を説明することで対応し、見切り発車はしないでください。

また、調査をすればきれいに結論が出るものとはいえず、原因不明ということもあり得ます。複雑な人体を扱う医学の世界だからこそのもので、それもひとつの結論です。

本事例のもうひとつの苦情であるエックス線写真撮影の問題ですが、実際に無資格者による撮影が行われたのかどうかを調査し、患者さんの訴える苦情に理由や原因があるのか否かを検討します。この問題は、日ごろから無資格者にやらせていた場合と、そうではない場合とではっきり結論がわかれると思います。

4 法的責任の有無と程度を検討すること

⦿ 因果関係(原因)がないと法的責任は生じない

検討の結果、患者さんの苦情どおりの事実があり、その原因が歯科衛生士の投薬した薬剤であることが判明した場合、次の段階として法的責任の検討に入ります。また、その原因が投薬した薬剤とはいえない場合には、それを患者さんによく理解できるように説明し、納得を得られるように努めます（これもなかなかむずかしい作業です）。

歯科衛生士が問題を起こした場合に問われる法的責任には、民事責任と刑事責任、そして行政上の処分があります。そのうち、患者さんとの間で問題となるのは民事責任です（刑事は警察、行政は厚生労働省）。

患者さんに薬を与えた歯科衛生士が民事責任を負担するには、「その薬を与えたことが歯科衛生士のミスであったこと」（過失）、「その薬を服用したことで患者さんに異変が生じたこと」（因果関係）という条件が必要です。本事例では、後者については薬が原因であることが判明していたとして、前段の過失について検討します。

過失の有無の検討

仮に、歯科衛生士が歯科医師の指示を誤解し、本来の薬と違う薬を患者さんに渡した場合、その過失は明らかです。しかし、その薬はいつも渡しているもので、今回の副作用が出ることが予測できなかった場合であれば、過失は否定されます。このように、投薬した薬が体調不良の原因であるとしても、歯科衛生士の法的責任が発生する場合もあれば、発生しない場合もあるのです。ですから、患者さんに発生した悪しき結果を見て、それだけでただちに過失があると判断するのは危険です。

行政や警察が介入することも

エックス線写真撮影については、別の考慮が必要となります。事実で

患者さんとの間で争われること

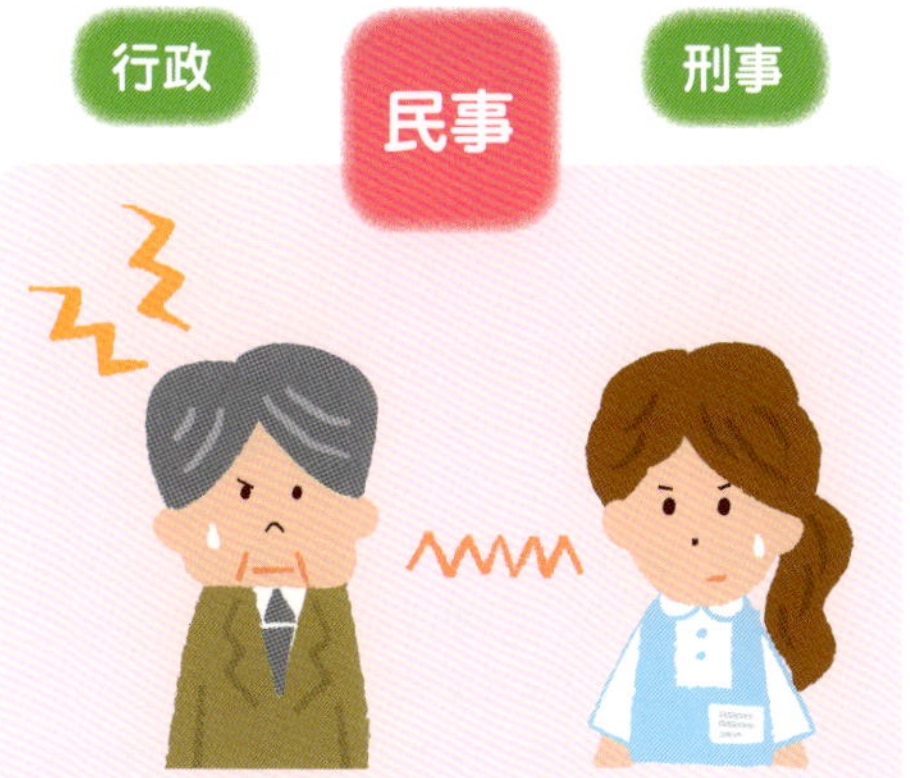

- 患者さんの苦情と歯科衛生士が行ったことの間に因果関係があるか
- 過失かどうか
  - 歯科医師の指示がまちがっていた
  - 歯科衛生士が指示を聞きまちがえた
  - いつもの処方薬なので副作用が予想できなかった
  - 患者が他院で薬を新たにもらったことを報告していたにもかかわらず勘案していなかった　など

なければ問題ありませんが、歯科医師以外のスタッフがエックス線の照射ボタンを押していれば、それがどの患者さんに対してのものであれ、歯科医師法違反の問題が生じます。

違法なエックス線写真撮影をしたからといって、患者さんの権利を侵害するものではありませんが、歯科医院の対応に不満をもつ患者さんから保健所や警察に通報される可能性がありますし、行政や警察としても、患者さんから違法診療を疑わせる内容の通報があれば、調査せざるを得ません。

この問題が表面化すると、医療機関と患者さん間の問題を超えて行政や警察が介入してくるため、そうならないように歯科医院として違法診療をせず、また、日ごろから患者さんに誤解を与えない医療を行うことを、心がけるしかありません。

5 説明と謝罪が有効

◉どんな形で責任を負担するか

本事例のように、歯科衛生士が歯科医師の指示を聞き間違え、投与してはならない薬剤を投与した結果、患者さんの健康を害したのであれば、歯科衛生士は損害賠償責任（民事責任）を負担します。また、歯科医院のスタッフである歯科衛生士の過失で患者さんに損害を与えたのですから、医療開設者（歯科医師や医療法人）も、民事責任を負担します。また歯科衛生士についてはこれと並行して、業務上の過失で患者さんに傷害を与えたとして、刑事問題（業務上過失傷害罪）に発展する可能性もあります。

◉事態鎮静化のためには誠実な説明と謝罪を

そこで、医療開設者および歯科衛生士は、生じた紛争に適切に対応して、これを沈静化させる必要があります。そのために必要かつ有効なのが、患者さんに事情や状況などを説明して謝罪することです。被害を受けた患者さんは、自分がどうして被害を受けたのか、何があったのかを知りたいと思っています。それに応えるために、調査で判明した原因や経過について説明します。そして、まちがった医療行為により被害を与え、苦しい思いをさせたことを謝罪します。

こうした説明と謝罪を行うことは、今後、損害賠償問題を円滑に進めるためにも、紛争がこじれて刑事告訴や警察への被害届提出に発展させないためにも、避けては通れません。

また、生じた医療トラブルのすべてが裁判での紛争になるものではありません。ミスを率直に認めて謝罪したことで、患者さんが許してくれる場合も少なくないのです。

さらに本事例では、無資格者によるエックス線写真撮影が問題とされています。患者さんからの指摘に誠実に対応する姿勢を示すと、問題が表面化することを防げるかもしれません。もちろん、違法診療をしていたなら、ただちにこれを止めるのは当然です。

6 賠償による法的解決は弁護士に相談すること

◉弁護士は紛争交渉のプロ

本事例の患者さんは、自分へ行われた医療過誤に対して、損害賠償を求めています。その前提にある医療行為の評価については、歯科医療の専門家である歯科医師や歯科衛生士が検討することはできますが、患者さんに発生した損害を金銭的に評価したり、また、患者さんとの紛争交渉を行うのは医療の分野を超えています。

こうした分野を扱うプロフェッショナルが弁護士ですから、まず弁護士に相談してください。また、歯科医院経営者の多くが加入している医師賠償責任保険は、歯科医院に勤務するスタッフたちの過失も担保しますし、また、医療側に責任がある事案なら、弁護士費用も保険から支払われます。

賠償のながれ
（医師賠償責任保険に加入している場合）

弁護士・保険会社に相談
↓
患者さんと示談交渉
↓
示談成立 → 賠償金を払う場合は保険から
示談交渉決裂 → 患者さんが訴訟提起 → 判決・和解 → 賠償金を払う場合は保険から

直接訴訟提起された場合

弁護士・保険会社に相談
↓
判決・和解
↓
賠償金を払う場合は保険から

民事的な紛争の解決方法と最近の傾向

◉解決困難な事案が増えている

ところで、民事的な紛争の解決方法には、「示談」「調停」「裁判」があります。示談というのは、裁判所に頼らず、当事者同士の合意で紛争を解決させるものです（合意の場合、示談書を取り交わします）。これに対して調停や裁判は、裁判所を利用するもので、話し合いによる解決を目指すのが調停、判決で白黒決着させるのが裁判です。依頼を受けた弁護士は示談、調停、裁判を使い分けながら、紛争の解決を目指します。

医療紛争で裁判になるのは少数で、ことに医療側に問題のある紛争の多くは、示談で解決されています。しかし、最近、歯科分野の裁判が増加する傾向にあります。裁判になる紛争は、患者さんの主張する過失、原因と医療側の言い分、主張とが食い違う場合であり、それだけ解決が困難な事案が増えているということもできます。裁判になると解決するまで時間がかかりますし、慣れないことを強いられる医療当事者の負担も少なくありません。

◉歯科衛生士も、損害賠償責任保険への加入を

もっとも、歯科衛生士や歯科助手が医療裁判の被告として訴えられることはあまりありません。これは歯科医療におけるコ・メディカルの役割が歯科医師の陰に隠れていることのあらわれともいえますが、今後、歯科衛生士の業務が高度化すると、こうした状況が変化することも予想されます。

しかし、こうした傾向とは別に、歯科衛生士の単純ミスが原因で患者さんに損害を与えた場合であれば、歯科医師とともに歯科衛生士が訴えられる可能性は高まります。その場合、患者さんに発生した損害が重大で多額なものであると、患者さんに賠償金を支払った使用者（歯科医師または医療開設者）や、それを保険で支払った保険会社から、その一部（賠償金の2割程度が多いと思いますが、2割といっても高額になります）について求償される場合もあります。

こうした可能性に備えて、歯科衛生士も、日本歯科衛生士会の設けている損害賠償責任保険に加入しておく必要があります。

PART 4

こんなことありませんか

被害者として申し立てができる問題

お悩み例 その1

高額なセミナーに、「自腹で行ってほしい」と言われるんだけど。

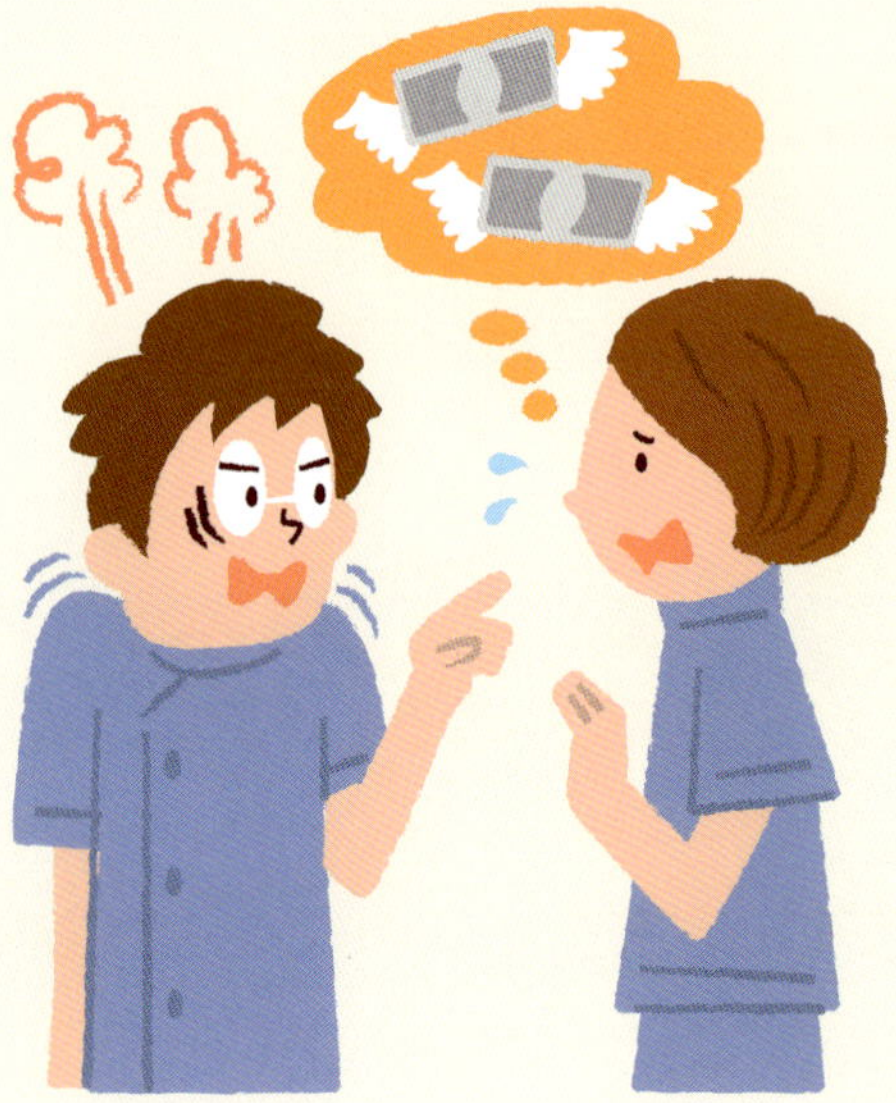

勉強熱心なうちの院長。でもそれを私たちスタッフにも求めてくるんですよね。院長が自腹で行けというセミナーはお値段５万円！ そんな高額出せるわけないでしょ！ いろいろ理由を付けて断ろうとしたら、「医療を馬鹿にしているのか」と怒られちゃった。そんなつもりはないのに、それからすごく風当たりが強いんですけど……納得できない！

回答

業務命令権を逸脱する行為です

院長は歯科医院の経営者であり、スタッフはその従業員で、その間には労働契約が存在します。一般的にいって経営者は労働契約に基づき、スタッフに教育訓練を受けるよう命じる権利があるとされ、スタッフはこれに従う義務があります。しかし、その態様や方法が逸脱していたり、妥当とはいえない場合はこの限りではありません。その例として、ある企業で、教育訓練として社員に就業規則の書き写しを命じたことが正当な業務命令の範囲を逸脱する、と判断された最高裁判決（平成8年2月23日）があります。

本事例は、5万円もするセミナーに自費で行くように命じるもので、明らかに業務命令権を逸脱しており、スタッフとしてこれを断るのは当然のことです。また、それ以降相談者への風当たりが非常に強くなったとのことですが、違法な業務命令に従わないスタッフに不利益な扱いをすれば、それは新たな違法行為となり得ます。あなたが納得できないのは当然のことです。

お悩み例 その2

うちの医院、有休が年3日しかないんですけど……。

とても忙しい当院。でもたまには休んでリフレッシュしたい！　だから有休を申請したら、院長が「今年は体調不良で有休3日使ったでしょ。だからもうないよ」だって！　おちおち病気にもなれないじゃない。不満を訴えても改善しなかったため退職したら、その後有休が20日に増えたと風の噂で聞きました。辞める前にそうしてほしかったんですけど！

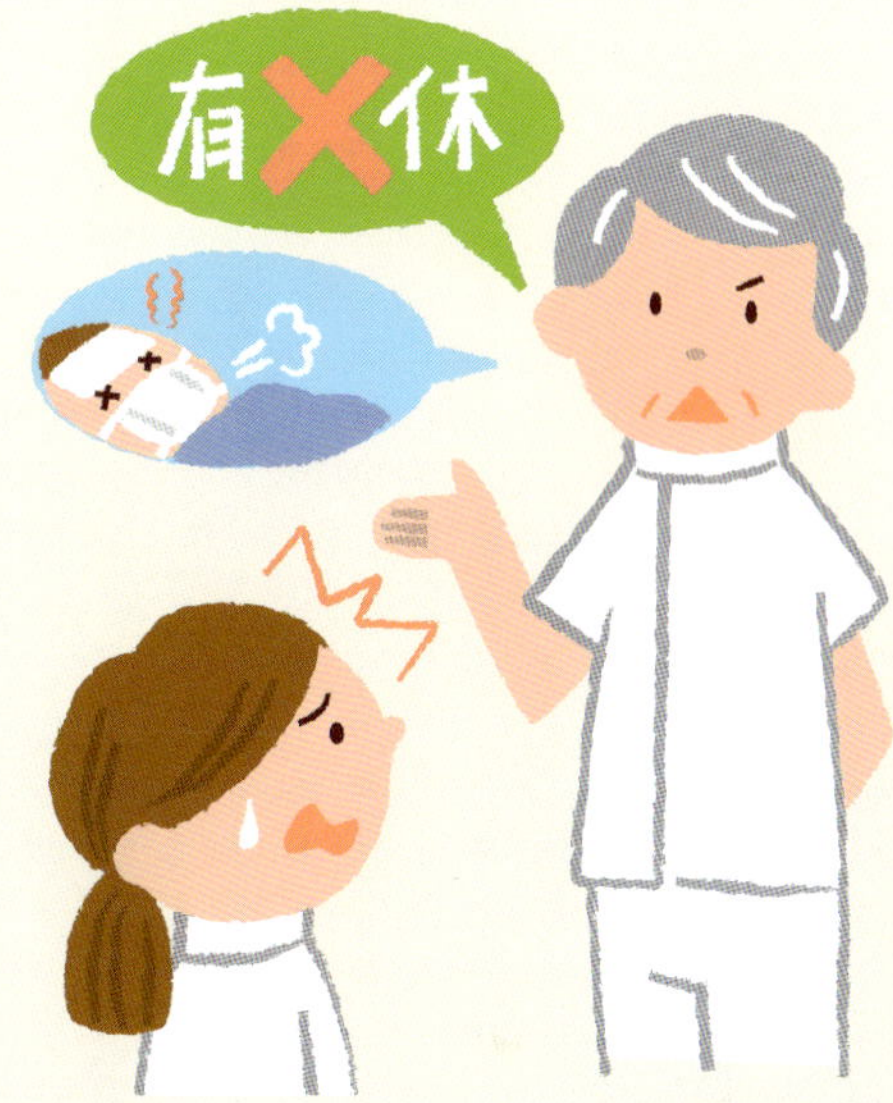

回答

法律では10～20日の有給休暇を設けるよう定められています

有給休暇に対する経営者の理解不足は、歯科医院だけではありません。有給休暇は、働く者が心身をリフレッシュしたり、各種の仕事外の活動ができるよう、賃金の支払いを受けながら休暇を取ることを認めるものです。これを規定するのが労働基準法（第39条）であり、「雇用された後6ヵ月間勤務を継続し8割以上出勤していれば、年10日の休暇を与えなければならない」としています。その後、勤務が継続すると休暇日数が増え、最大20日の有給休暇が与えられます。また、非正規雇用の社員、パート職員にも有給休暇は認められており、有給休暇の取得は労働者の権利（年休権といいます）であって、経営者が従業員に対して恩恵的に与えるものではありません。

　法定された休暇日数は、経営者との話し合いで増やすことはできても、減らすことはできません。加えて、経営者が年休権を侵害する労務管理をすると、罰則の対象になります（労働基準法第119条1号）。3日休んだら有給休暇がなくなるという歯科医院は、ブラック経営そのものです。

お悩み例 その3

仕事中、先生に足を蹴られたり、叩かれたりするんです。

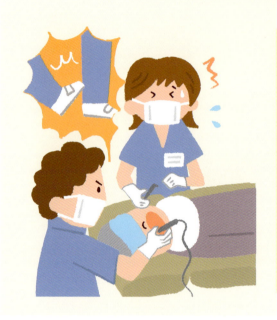

確かに私、友だちからも「トロい」って言われるおっとりした言動をしているとは思うんですけど、バキュームのタイミングが少しでも遅れると、先生にチェアの下で足を蹴られるんです。ビックリするし、危険だし、不快です。他のスタッフは、手をはたかれたときに先生が手に持ってた器具が当たって流血騒ぎになったことも。どうにかならない？

回答

ひどいパワーハラスメントです！

職場の雰囲気はスタッフの士気（モラル）に影響を与えます。本事例のような態度を取られては勤務が憂鬱になります。近ごろ、職場のいじめや嫌がらせがパワーハラスメント（パワハラ）として社会問題になっています。パワハラとは「同じ職場で働く者に対して、職務上の地位や人間関係などの職場内の優位性を背景に、業務の適性な範囲を超えて、精神的・身体的苦痛を与える又は職場環境を悪化させる行為」（厚生労働省ワーキンググループ平成24年1月30日公表）のことであり、本事例はまさにパワハラです（また、パワハラはスタッフ間でも生じます）。これを法的にいうと、使用者は労働契約の内容として、スタッフに良好な職場環境を整備配慮する義務を負担しているため（労働契約法第5条）、このまま改善されずスタッフに心身の損害が生じると、歯科医師（使用者）は損害賠償責任を負担することになります。

もっとも、患者さんの健康を守るため、ミスを繰り返すスタッフに厳しい指摘や指導をしたのであれば違法といえない場合もありますが、足を蹴ったり医療器具を用いた暴力は論外であり、アウトです。

お悩み例 その4

タイムカードを打刻してから残業するように言われる。

大忙しのわが医院、手が足りないからカルテなどの書類の整理はどうしても診療後、残業してすることになってしまいます。そうでもしないととても仕事が回らないのに、院長やチーフ歯科衛生士に「残業は必ずタイムカード切ってからにして」ときつく言いわたされているんです。えー！ こんなに働いてるのに、残業代出ないじゃないですか！

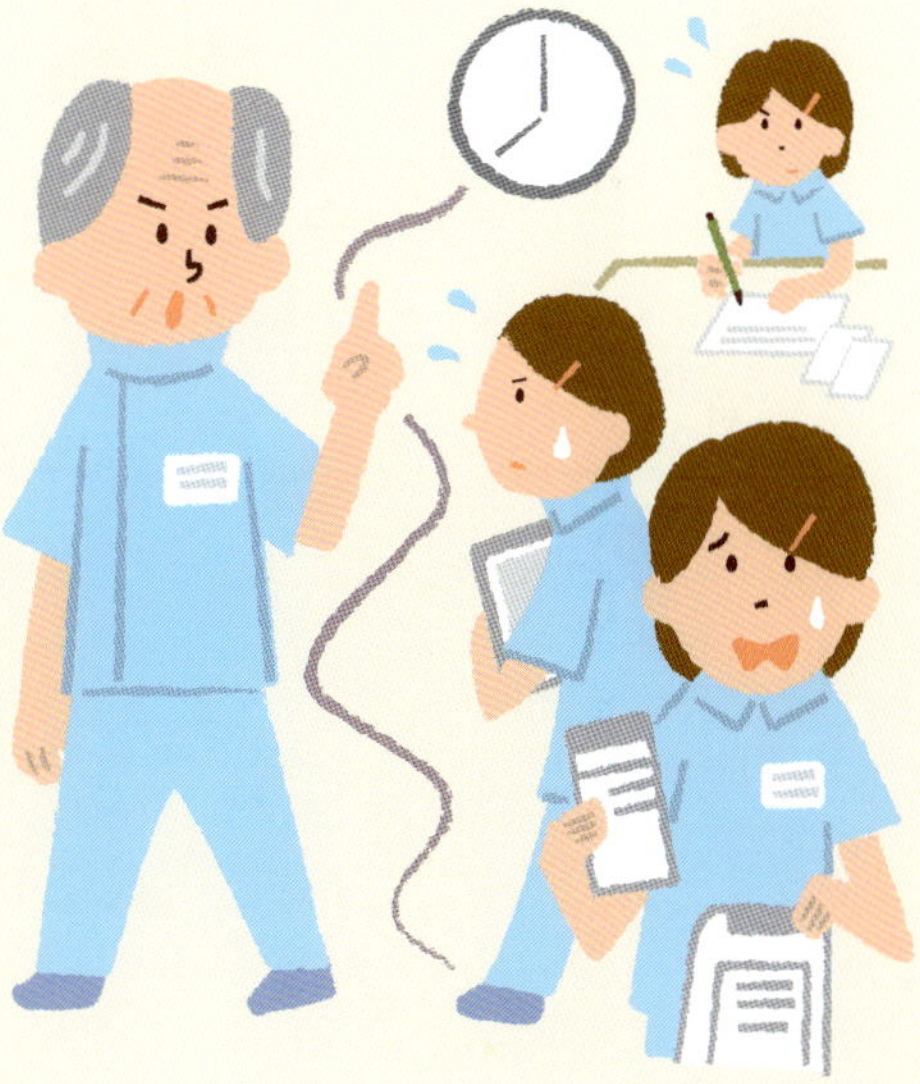

回答

それは違法なサービス残業です

適正な賃金が支払われない残業を、サービス残業といいます。労働基準法は、法定労働時間を超えて労働させた場合、使用者は最低25％増し（月60時間を超える時間外労働の部分については50％増し）の割増賃金を支払わねばならないと定めています。法定労働時間は1日8時間、1週40時間が原則ですが（同法第32条）、事業所が常時10人未満の従業員数であれば、1週44時となります（労働基準法施行規則第25条2項）。これを守らずサービス残業をさせると、使用者は刑罰（6ヵ月以下の懲役または罰金30万円以上）に処せられます。しかし、さまざまな事業所で依然としてサービス残業は行われ、長時間労働の温床にもなっています。

なお、就業の内容が専門的な仕事の場合は、労働時間を労働者に委ねるものがありますが（裁量労働制）、歯科医院のスタッフには当てはまりません。

こうした違法な残業を解消するためにはスタッフの勇気も必要ですから、仕方ないとあきらめないでください。最寄りの労働局に相談することも有効です。

お悩み例 その5

患者さんにつきまとわれる！

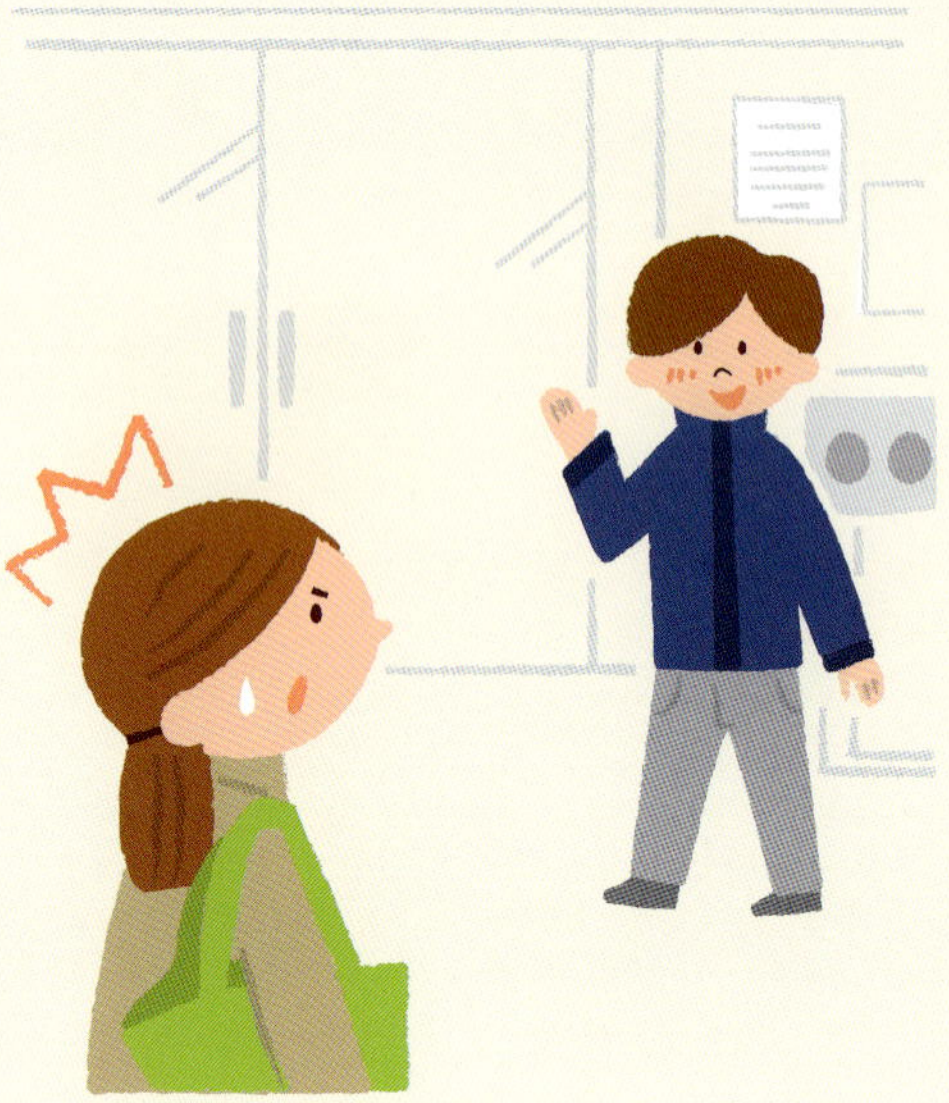

担当の患者さんに「昼休みはいつ？どの店によく行くの？」と聞かれたので、休憩時間に近くのコンビニでお昼ごはんを買うと言ったら、連日そのコンビニで待ち伏せをされて困りました。プライベートな食事にも誘われたため、お断りしたあと院長に相談し担当も外れたけど、患者さんから「なんで担当があの子じゃないんだ！」とクレームが……。

回答

ストーカー行為が収まらないなら最終的には警察へ

患者さんが買い物先で待ち伏せをしたり、受診の際に担当でないことにクレームがついたということになると、ストーカーの要素を帯びています。ストーカーとは、「特定の者に対する恋愛感情その他の好意感情またはそれが満たされなかったことに対する怨恨の感情を充足する目的」でその特定の者らに対するつきまとい・待ち伏せなどを行うことを指します（ストーカー規制法）。受診も治療のためでなく、あなたに会うために来るようになっているのでは、「押しかけ」といえます。院長に相談して担当を外れたのはいいことですし、他のスタッフとも情報を共有し、その患者さんと接触しないように配慮してもらいましょう。

もし、患者さんの行動がエスカレートするようなら院長から注意してもらうとか、歯科医院への受診を断ることも必要になります（この場合は応需義務〔応召義務とも。診療を求められたとき、正当な理由がない限り、医療者がこれを拒んではならないこと〕に違反しません）。それでも収まらないようなら警察に相談し、対応してもらいます。

お悩み例 その6

勤務当日近くまでシフトがわからない。急に出勤・退勤を指示される。

月や日によって来院される患者さんの数の浮き沈みが激しい当院。そのためシフト制なんですが、勤務当日ギリギリにならないと、何時に出勤か院長が決めてくれないんです。子どもの保育園への送り迎えをするのは誰か、私のシフトによって決めているわが家の予定がとても立てにくい。他の医院もこれが普通で、ガマンするしかないの？

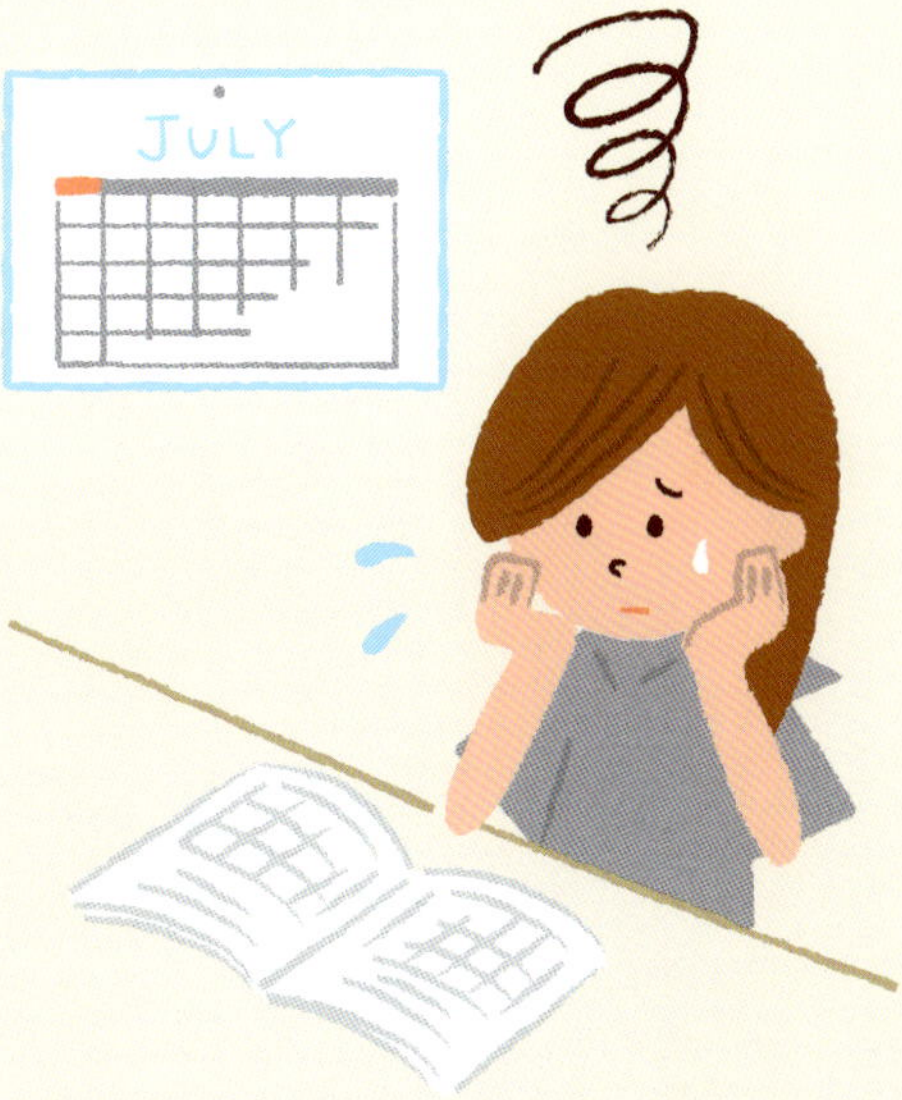

回答

一度勤務をシフトを決めたら、勝手に動かすことはできません

労働基準法では法定労働時間が定められていますが（第32条）、業務に著しい繁忙のあるような場合、週あたりの平均労働時間が法定労働時間を超えないように、労働時間を配分することが認められています。これを変形労働時間制といい、その実施には就業規則や労使協定に定めること、どの週またはどの日に法定時間を何時間越えるのか特定すること、変形期間の起算日を決めるなどの要件が必要です（同法第32条2〜5項）。また、変形の単位期間も年、月、週があり、歯科医院の場合は1ヵ月（同法第32条2項）が最短で、1週間単位は認められません。

この実施・運用にあたっては、シフト表が作成されることが多いと思います。変形労働時間制を採用するには、各日、各週の労働時間を具体的に定めることが必要であり、使用者が業務の都合によって任意に時間を変更することは認められません（昭和63年1月1日労働基準局長通達）。そのため、一度勤務シフトを決めたら勝手に動かすことはできません。本事例の院長の勝手な勤務時間の指示は、違法となります。

労働問題で被害者になったとき、どうすればいい？

◉労働問題が起こる原因は？

歯科医院を経営する歯科医師の一部には、労働契約法や労働基準法に通じておらず、旧態依然たる労務管理をされている方がいると聞いたことがあります。もしそうなら、歯科医師が歯科医療の中心を担っていることに加え、資格を有しないスタッフの雇用が流動的で、かつ若年層のスタッフもいることから、経営者側に身分的な上下の意識が生じやすくなっていることも、歯科医院で働く医療スタッフの労働問題が起こる原因のひとつなのかもしれません。

しかし、労働、雇用契約は対等の契約関係にあることを相互が十分に認識しておく必要がありますし、抑圧的な労働環境下ではスタッフの士気が低下し、さまざまなトラブルを招く要因となります。

◉労働問題への対処法

経営者や上司、先輩などから違法な扱いを受けた場合、スタッフ全員が同じ扱いを受けているなら、皆で共同して経営者と話し合いを行うのが現実的です。その際、資料として参考書籍や法律の条文を示すとよいでしょう。労働問題をやさしく解説した本は、書店でもインターネットでも探すことができます。職場内に頼る仲間がいなかったり、ひとりで差別的な待遇を受けているなら、話し合いでの待遇改善はむずかしいかもしれません。その場合、最寄りの労働局の労働相談に行かれてみてはどうでしょうか。

どの場合でも、後に法的なトラブルに発展した場合に備えて、不当な扱いがいつ、誰によって、どのように行われたのかを記録に残しておく必要があります。たとえば、タイムカードを打刻した後の残業時間を客観的に証明するため、習慣的に実際に退出したタイミングで、自分宛てにメールを出しておくなどの方法があります。また、経営者と交渉した場合には、その記録を残しておきます。小まめに記録することが自分の権利を守ります。これは医療記録と同じですね。

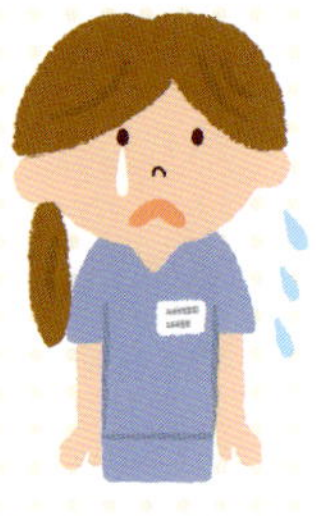

◉労働問題のプロにご相談を

もちろん、弁護士は労働問題の専門家ですから、いつでも相談を受けられます。相談だけでなく、経営者との交渉の代理を依頼することもできます。弁護士に相談したいがどうすればいいかわからないという方は、各地の弁護士会が実施している法律相談会や自治体（市町村）が実施する法律相談会がありますので、インターネット等で調べてみてください。

ふろく

一読しておこう！

歯科衛生士・スタッフ業務にかかわる法律条文（抜粋）

歯科医師法・歯科衛生士法のほかに、歯科医院にかかわる主な法律条文を掲載しました。
※掲載された条文は、2016年6月現在のものです。

損害賠償の方法及び過失相殺　〔第 722 条〕

1. 第 417 条の規定は、不法行為による損害賠償について準用する。
2. 被害者に過失があったときは、裁判所は、これを考慮して、損害賠償の額を定めることができる。

刑法

秘密漏示　〔第 134 条〕

1. 医師、薬剤師、医薬品販売業者、助産師、弁護士、弁護人、公証人又はこれらの職にあった者が、正当な理由がないのに、その業務上取り扱ったことについて知り得た人の秘密を漏らしたときは、6 月以下の懲役又は 10 万円以下の罰金に処する。

名誉毀損　〔第 230 条〕

1. 公然と事実を摘示し、人の名誉を毀損した者は、その事実の有無にかかわらず、3 年以下の懲役若しくは禁錮又は 50 万円以下の罰金に処する。
2. 死者の名誉を毀損した者は、虚偽の事実を摘示することによってした場合でなければ、罰しない。

公共の利害に関する場合の特例　〔第 230 条の 2〕

1. 前条第 1 項の行為が公共の利害に関する事実に係り、かつ、その目的が専ら公益を図ることにあったと認める場合には、事実の真否を判断し、真実であることの証明があったときは、これを罰しない。
2. 前項の規定の適用については、公訴が提起されるに至っていない人の犯罪行為に関する事実は、公共の利害に関する事実とみなす。
3. 前条第 1 項の行為が公務員又は公選による公務員の候補者に関する事実に係る場合には、事実の真否を判断し、真実であることの証明があったときは、これを罰しない。

侮辱　〔第 231 条〕

事実を摘示しなくても、公然と人を侮辱した者は、拘留又は科料に処する。

親告罪　〔第 232 条〕

1. この章の罪は、告訴がなければ公訴を提起することができない。

民法

債務不履行による損害賠償 〔第 415 条〕

債務者がその債務の本旨に従った履行をしないときは、債権者は、これによって生じた損害の賠償を請求することができる。債務者の責めに帰すべき事由によって履行をすることができなくなったときも、同様とする。

損害賠償の範囲 〔第 416 条〕

1. 債務の不履行に対する損害賠償の請求は、これによって通常生ずべき損害の賠償をさせることをその目的とする。
2. 特別の事情によって生じた損害であっても、当事者がその事情を予見し、又は予見することができたときは、債権者は、その賠償を請求することができる。

損害賠償の方法 〔第 417 条〕

損害賠償は、別段の意思表示がないときは、金銭をもってその額を定める。

委任 〔第 643 条〕

委任は、当事者の一方が法律行為をすることを相手方に委託し、相手方がこれを承諾することによって、その効力を生ずる。

受任者の注意義務 〔第 644 条〕

受任者は、委任の本旨に従い、善良な管理者の注意をもって、委任事務を処理する義務を負う。

受任者による報告 〔第 645 条〕

受任者は、委任者の請求があるときは、いつでも委任事務の処理の状況を報告し、委任が終了した後は、遅滞なくその経過及び結果を報告しなければならない。

準委任 〔第 656 条〕

この節の規定は、法律行為でない事務の委託について準用する。

不法行為による損害賠償 〔第 709 条〕

故意又は過失によって他人の権利又は法律上保護される利益を侵害した者は、これによって生じた損害を賠償する責任を負う。

財産以外の損害の賠償 〔第 710 条〕

他人の身体、自由若しくは名誉を侵害した場合又は他人の財産権を侵害した場合のいずれであるかを問わず、前条の規定により損害賠償の責任を負う者は、財産以外の損害に対しても、その賠償をしなければならない。

使用者等の責任 〔第 715 条〕

1. ある事業のために他人を使用する者は、被用者がその事業の執行について第三者に加えた損害を賠償する責任を負う。ただし、使用者が被用者の選任及びその事業の監督について相当の注意をしたとき、又は相当の注意をしても損害が生ずべきであったときは、この限りでない。
2. 使用者に代わって事業を監督する者も、前項の責任を負う。
3. 前 2 項の規定は、使用者又は監督者から被用者に対する求償権の行使を妨げない。

労働契約の内容の変更 〔第8条〕

労働者及び使用者は、その合意により、労働契約の内容である労働条件を変更することができる。

就業規則による労働契約の内容の変更

〔第9条〕

使用者は、労働者と合意することなく、就業規則を変更することにより、労働者の不利益に労働契約の内容である労働条件を変更することはできない。ただし、次条の場合は、この限りでない。

〔第10条〕

使用者が就業規則の変更により労働条件を変更する場合において、変更後の就業規則を労働者に周知させ、かつ、就業規則の変更が、労働者の受ける不利益の程度、労働条件の変更の必要性、変更後の就業規則の内容の相当性、労働組合等との交渉の状況その他の就業規則の変更に係る事情に照らして合理的なものであるときは、労働契約の内容である労働条件は、当該変更後の就業規則に定めるところによるものとする。ただし、労働契約において、労働者及び使用者が就業規則の変更によっては変更されない労働条件として合意していた部分については、第12条に該当する場合を除き、この限りでない。

就業規則の変更に係る手続 〔第11条〕

就業規則の変更の手続に関しては、労働基準法（昭和22年法律第49号）第89条及び第90条の定めるところによる。

就業規則違反の労働契約 〔第12条〕

就業規則で定める基準に達しない労働条件を定める労働契約は、その部分については、無効とする。この場合において、無効となった部分は、就業規則で定める基準による。

法令及び労働協約と就業規則との関係 〔第13条〕

就業規則が法令又は労働協約に反する場合には、当該反する部分については、第7条、第10条及び前条の規定は、当該法令又は労働協約の適用を受ける労働者との間の労働契約については、適用しない。

第3章　労働契約の継続及び終了

出向 〔第14条〕

使用者が労働者に出向を命ずることができる場合において、当該出向の命令が、その必要性、対象労働者の選定に係る事情その他の事情に照らして、その権利を濫用したものと認められる場合には、当該命令は、無効とする。

懲戒 〔第15条〕

使用者が労働者を懲戒することができる場合において、当該懲戒が、当該懲戒に係る労働者の行為の性質及び態様その他の事情に照らして、客観的に合理的な理由を欠き、社会通念上相当であると認められない場合は、その権利を濫用したものとして、当該懲戒は、無効とする。

解雇 〔第16条〕

解雇は、客観的に合理的な理由を欠き、社会通念上相当であると認められない場合は、その権利を濫用したものとして、無効とする。

労働契約法

第１章　総則

目的　〔第１条〕

この法律は、労働者及び使用者の自主的な交渉の下で、労働契約が合意により成立し、又は変更されるという合意の原則その他労働契約に関する基本的事項を定めることにより、合理的な労働条件の決定又は変更が円滑に行われるようにすることを通じて、労働者の保護を図りつつ、個別の労働関係の安定に資することを目的とする。

定義　〔第２条〕

1. この法律において「労働者」とは、使用者に使用されて労働し、賃金を支払われる者をいう。
2. この法律において「使用者」とは、その使用する労働者に対して賃金を支払う者をいう。

労働契約の原則　〔第３条〕

1. 労働契約は､労働者及び使用者が対等の立場における合意に基づいて締結し､又は変更すべきものとする。
2. 労働契約は、労働者及び使用者が、就業の実態に応じて、均衡を考慮しつつ締結し、又は変更すべきものとする。
3. 労働契約は､労働者及び使用者が仕事と生活の調和にも配慮しつつ締結し､又は変更すべきものとする。
4. 労働者及び使用者は、労働契約を遵守するとともに、信義に従い誠実に、権利を行使し、及び義務を履行しなければならない。
5. 労働者及び使用者は、労働契約に基づく権利の行使に当たっては、それを濫用することがあってはならない。

労働契約の内容の理解の促進　〔第４条〕

1. 使用者は、労働者に提示する労働条件及び労働契約の内容について、労働者の理解を深めるようにするものとする。
2. 労働者及び使用者は、労働契約の内容（期間の定めのある労働契約に関する事項を含む。）について、できる限り書面により確認するものとする。

労働者の安全への配慮　〔第５条〕

使用者は、労働契約に伴い、労働者がその生命、身体等の安全を確保しつつ労働することができるよう、必要な配慮をするものとする。

第２章　労働契約の成立及び変更

労働契約の成立

〔第６条〕

労働契約は、労働者が使用者に使用されて労働し、使用者がこれに対して賃金を支払うことについて、労働者及び使用者が合意することによって成立する。

〔第７条〕

労働者及び使用者が労働契約を締結する場合において、使用者が合理的な労働条件が定められている就業規則を労働者に周知させていた場合には、労働契約の内容は、その就業規則で定める労働条件によるものとする。ただし、労働契約において、労働者及び使用者が就業規則の内容と異なる労働条件を合意していた部分については、第 12 条に該当する場合を除き、この限りでない。

する場合においては、当該労働条件の相違は、労働者の業務の内容及び当該業務に伴う責任の程度（以下この条において「職務の内容」という。）、当該職務の内容及び配置の変更の範囲その他の事情を考慮して、不合理と認められるものであってはならない。

第5章　雑則

適用除外　〔第22条〕

1. この法律は、国家公務員及び地方公務員については、適用しない。
2. この法律は、使用者が同居の親族のみを使用する場合の労働契約については、適用しない。

労働基準法

労働条件の決定　〔第2条〕

1. 労働条件は、労働者と使用者が、対等の立場において決定すべきものである。
2. 労働者及び使用者は、労働協約、就業規則及び労働契約を遵守し、誠実に各々その義務を履行しなければならない。

労働時間　〔第32条〕

1. 使用者は、労働者に、休憩時間を除き1週間について40時間を超えて、労働させてはならない。
2. 使用者は、1週間の各日については、労働者に、休憩時間を除き1日について8時間を超えて、労働させてはならない。

時間外及び休日の労働　〔第36条〕

1. 使用者は、当該事業場に、労働者の過半数で組織する労働組合がある場合においてはその労働組合、労働者の過半数で組織する労働組合がない場合においては労働者の過半数を代表する者との書面による協定をし、これを行政官庁に届け出た場合においては、第32条から第32条の5まで若しくは第40条の労働時間（以下この条において「労働時間」という。）又は前条の休日（以下この項において「休日」という。）に関する規定にかかわらず、その協定で定めるところによつて労働時間を延長し、又は休日に労働させることができる。ただし、坑内労働その他厚生労働省令で定める健康上特に有害な業務の労働時間の延長は、1日について2時間を超えてはならない。
2. 厚生労働大臣は、労働時間の延長を適正なものとするため、前項の協定で定める労働時間の延長の限度、当該労働時間の延長に係る割増賃金の率その他の必要な事項について、労働者の福祉、時間外労働の動向その他の事情を考慮して基準を定めることができる。
3. 第1項の協定をする使用者及び労働組合又は労働者の過半数を代表する者は、当該協定で労働時間の延長を定めるに当たり、当該協定の内容が前項の基準に適合したものとなるようにしなければならない。
4. 政官庁は、第2項の基準に関し、第1項の協定をする使用者及び労働組合又は労働者の過半数を代表する者に対し、必要な助言及び指導を行うことができる。

時間外、休日及び深夜の割増賃金　〔第37条〕

1. 使用者が、第33条又は前条第1項の規定により労働時間を延長し、又は休日に労働させた場合においては、その時間又はその日の労働については、通常の労働時間又は労働日の賃金の計算額の2割5

労働契約法

第４章　期間の定めのある労働契約

契約期間中の解雇等 〔第 17 条〕

1. 使用者は、期間の定めのある労働契約（以下この章において「有期労働契約」という。）について、やむを得ない事由がある場合でなければ、その契約期間が満了するまでの間において、労働者を解雇することができない。
2. 使用者は、有期労働契約について、その有期労働契約により労働者を使用する目的に照らして、必要以上に短い期間を定めることにより、その有期労働契約を反復して更新することのないよう配慮しなければならない。

有期労働契約の期間の定めのない労働契約への転換 〔第 18 条〕

1. 同一の使用者との間で締結された２以上の有期労働契約（契約期間の始期の到来前のものを除く。以下この条において同じ。）の契約期間を通算した期間（次項において「通算契約期間」という。）が５年を超える労働者が、当該使用者に対し、現に締結している有期労働契約の契約期間が満了する日までの間に、当該満了する日の翌日から労務が提供される期間の定めのない労働契約の締結の申込みをしたときは、使用者は当該申込みを承諾したものとみなす。この場合において、当該申込みに係る期間の定めのない労働契約の内容である労働条件は、現に締結している有期労働契約の内容である労働条件（契約期間を除く。）と同一の労働条件（当該労働条件（契約期間を除く。）について別段の定めがある部分を除く。）とする。
2. 当該使用者との間で締結された１の有期労働契約の契約期間が満了した日と当該使用者との間で締結されたその次の有期労働契約の契約期間の初日との間にこれらの契約期間のいずれにも含まれない期間（これらの契約期間が連続すると認められるものとして厚生労働省令で定める基準に該当する場合の当該いずれにも含まれない期間を除く。以下この項において「空白期間」という。）があり、当該空白期間が６月（当該空白期間の直前に満了した１の有期労働契約の契約期間（当該１の有期労働契約を含む２以上の有期労働契約の契約期間の間に空白期間がないときは、当該２以上の有期労働契約の契約期間を通算した期間。以下この項において同じ。）が２年に満たない場合にあっては、当該１の有期労働契約の契約期間に２分の１を乗じて得た期間を基礎として厚生労働省令で定める期間）以上であるときは、当該空白期間前に満了した有期労働契約の契約期間は、通算契約期間に算入しない。

有期労働契約の更新等 〔第 19 条〕

有期労働契約であって次の各号のいずれかに該当するものの契約期間が満了する日までの間に労働者が当該有期労働契約の更新の申込みをした場合又は当該契約期間の満了後遅滞なく有期労働契約の締結の申込みをした場合であって、使用者が当該申込みを拒絶することが、客観的に合理的な理由を欠き、社会通念上相当であると認められないときは、使用者は、従前の有期労働契約の内容である労働条件と同一の労働条件で当該申込みを承諾したものとみなす。

1. 当該有期労働契約が過去に反復して更新されたことがあるものであって、その契約期間の満了時に当該有期労働契約を更新しないことにより当該有期労働契約を終了させることが、期間の定めのない労働契約を締結している労働者に解雇の意思表示をすることにより当該期間の定めのない労働契約を終了させることと社会通念上同視できると認められること。
2. 当該労働者において当該有期労働契約の契約期間の満了時に当該有期労働契約が更新されるものと期待することについて合理的な理由があるものであると認められること。

期間の定めがあることによる不合理な労働条件の禁止 〔第 20 条〕

有期労働契約を締結している労働者の労働契約の内容である労働条件が、期間の定めがあることにより同一の使用者と期間の定めのない労働契約を締結している労働者の労働契約の内容である労働条件と相違

4. 使用者は、当該事業場に、労働者の過半数で組織する労働組合があるときはその労働組合、労働者の過半数で組織する労働組合がないときは労働者の過半数を代表する者との書面による協定により、次に掲げる事項を定めた場合において、第 1 号に掲げる労働者の範囲に属する労働者が有給休暇を時間を単位として請求したときは、前各項の規定による有給休暇の日数のうち第 2 号に掲げる日数については、これらの規定にかかわらず、当該協定で定めるところにより時間を単位として有給休暇を与えることができる。
   (1) 時間を単位として有給休暇を与えることができることとされる労働者の範囲
   (2) 時間を単位として与えることができることとされる有給休暇の日数（5 日以内に限る。）
   (3) その他厚生労働省令で定める事項
5. 使用者は、前各項の規定による有給休暇を労働者の請求する時季に与えなければならない。ただし、請求された時季に有給休暇を与えることが事業の正常な運営を妨げる場合においては、他の時季にこれを与えることができる。
6. 使用者は、当該事業場に、労働者の過半数で組織する労働組合がある場合においてはその労働組合、労働者の過半数で組織する労働組合がない場合においては労働者の過半数を代表する者との書面による協定により、第 1 項から第 3 項までの規定による有給休暇を与える時季に関する定めをしたときは、これらの規定による有給休暇の日数のうち 5 日を超える部分については、前項の規定にかかわらず、その定めにより有給休暇を与えることができる。
7. 使用者は、第 1 項から第 3 項までの規定による有給休暇の期間又は第 4 項の規定による有給休暇の時間については、就業規則その他これに準ずるもので定めるところにより、それぞれ、平均賃金若しくは所定労働時間労働した場合に支払われる通常の賃金又はこれらの額を基準として厚生労働省令で定めるところにより算定した額の賃金を支払わなければならない。ただし、当該事業場に、労働者の過半数で組織する労働組合がある場合においてはその労働組合、労働者の過半数で組織する労働組合がない場合においては労働者の過半数を代表する者との書面による協定により、その期間又はその時間について、それぞれ、健康保険法（大正 11 年法律第 70 号）第 40 条第 1 項 に規定する標準報酬月額の 30 分の 1 に相当する金額（その金額に、5 円未満の端数があるときは、これを切り捨て、5 円以上 10 円未満の端数があるときは、これを 10 円に切り上げるものとする。）又は当該金額を基準として厚生労働省令で定めるところにより算定した金額を支払う旨を定めたときは、これによらなければならない。
8. 労働者が業務上負傷し、又は疾病にかかり療養のために休業した期間及び育児休業、介護休業等育児又は家族介護を行う労働者の福祉に関する法律第 2 条第 1 号に規定する育児休業又は同条第 2 号に規定する介護休業をした期間並びに産前産後の女性が第 65 条の規定によつて休業した期間は、第 1 項及び第 2 項の規定の適用については、これを出勤したものとみなす。

作成及び届出の義務 〔第 89 条〕

常時 10 人以上の労働者を使用する使用者は、次に掲げる事項について就業規則を作成し、行政官庁に届け出なければならない。次に掲げる事項を変更した場合においても、同様とする。

1. 始業及び終業の時刻、休憩時間、休日、休暇並びに労働者を 2 組以上に分けて交替に就業させる場合においては就業時転換に関する事項
2. 賃金（臨時の賃金等を除く。以下この号において同じ。）の決定、計算及び支払の方法、賃金の締切り及び支払の時期並びに昇給に関する事項
3. 退職に関する事項（解雇の事由を含む。）
   3 の 2. 退職手当の定めをする場合においては、適用される労働者の範囲、退職手当の決定、計算及び支払の方法並びに退職手当の支払の時期に関する事項
4. 臨時の賃金等（退職手当を除く。）及び最低賃金額の定めをする場合においては、これに関する事項
5. 労働者に食費、作業用品その他の負担をさせる定めをする場合においては、これに関する事項
6. 安全及び衛生に関する定めをする場合においては、これに関する事項
7. 職業訓練に関する定めをする場合においては、これに関する事項
8. 災害補償及び業務外の傷病扶助に関する定めをする場合においては、これに関する事項

分以上5割以下の範囲内でそれぞれ政令で定める率以上の率で計算した割増賃金を支払わなければならない。ただし、当該延長して労働させた時間が1箇月について60時間を超えた場合においては、その超えた時間の労働については、通常の労働時間の賃金の計算額の5割以上の率で計算した割増賃金を支払わなければならない。

2. 前項の政令は、労働者の福祉、時間外又は休日の労働の動向その他の事情を考慮して定めるものとする。
3. 使用者が、当該事業場に、労働者の過半数で組織する労働組合があるときはその労働組合、労働者の過半数で組織する労働組合がないときは労働者の過半数を代表する者との書面による協定により、第1項ただし書の規定により割増賃金を支払うべき労働者に対して、当該割増賃金の支払に代えて、通常の労働時間の賃金が支払われる休暇（第39条の規定による有給休暇を除く。）を厚生労働省令で定めるところにより与えることを定めた場合において、当該労働者が当該休暇を取得したときは、当該労働者の同項ただし書に規定する時間を超えた時間の労働のうち当該取得した休暇に対応するものとして厚生労働省令で定める時間の労働については、同項ただし書の規定による割増賃金を支払うことを要しない。
4. 使用者が、午後10時から午前5時まで（厚生労働大臣が必要であると認める場合においては、その定める地域又は期間については午後11時から午前6時まで）の間において労働させた場合においては、その時間の労働については、通常の労働時間の賃金の計算額の2割5分以上の率で計算した割増賃金を支払わなければならない。
5. 第1項及び前項の割増賃金の基礎となる賃金には、家族手当、通勤手当その他厚生労働省令で定める賃金は算入しない。

年次有給休暇 〔第39条〕

1. 使用者は、その雇入れの日から起算して6箇月間継続勤務し全労働日の8割以上出勤した労働者に対して、継続し、又は分割した10労働日の有給休暇を与えなければならない。
2. 使用者は、1年6箇月以上継続勤務した労働者に対しては、雇入れの日から起算して6箇月を超えて継続勤務する日（以下「6箇月経過日」という。）から起算した継続勤務年数1年ごとに、前項の日数に、次の表の上欄に掲げる6箇月経過日から起算した継続勤務年数の区分に応じ同表の下欄に掲げる労働日を加算した有給休暇を与えなければならない。ただし、継続勤務した期間を6箇月経過日から1年ごとに区分した各期間（最後に1年未満の期間を生じたときは、当該期間）の初日の前日の属する期間において出勤した日数が全労働日の8割未満である者に対しては、当該初日以後の1年間においては有給休暇を与えることを要しない。

6箇月経過日から起算した継続勤務年数	労働日
1年	1労働日
2年	2労働日
3年	4労働日
4年	6労働日
5年	8労働日
6年以上	10労働日

3. 次に掲げる労働者（1週間の所定労働時間が厚生労働省令で定める時間以上の者を除く。）の有給休暇の日数については、前2項の規定にかかわらず、これらの規定による有給休暇の日数を基準とし、通常の労働者の1週間の所定労働日数として厚生労働省令で定める日数（第1号において「通常の労働者の週所定労働日数」という。）と当該労働者の1週間の所定労働日数又は1週間当たりの平均所定労働日数との比率を考慮して厚生労働省令で定める日数とする。
   (1) 1週間の所定労働日数が通常の労働者の週所定労働日数に比し相当程度少ないものとして厚生労働省令で定める日数以下の労働者
   (2) 週以外の期間によつて所定労働日数が定められている労働者については、1年間の所定労働日数が、前号の厚生労働省令で定める日数に1日を加えた日数を1週間の所定労働日数とする労働者の1年間の所定労働日数その他の事情を考慮して厚生労働省令で定める日数以下の労働者

9. 表彰及び制裁の定めをする場合においては、その種類及び程度に関する事項
10. 前各号に掲げるもののほか、当該事業場の労働者のすべてに適用される定めをする場合においては、これに関する事項

時効 〔第 115 条〕

この法律の規定による賃金（退職手当を除く。）、災害補償その他の請求権は 2 年間、この法律の規定による退職手当の請求権は 5 年間行わない場合においては、時効によつて消滅する。

ストーカー行為等の規制等に関する法律（通称：ストーカー規制法）

目的 〔第 1 条〕

この法律は、ストーカー行為を処罰する等ストーカー行為等について必要な規制を行うとともに、その相手方に対する援助の措置等を定めることにより、個人の身体、自由及び名誉に対する危害の発生を防止し、あわせて国民の生活の安全と平穏に資することを目的とする。

定義 〔第 2 条〕

1. この法律において「つきまとい等」とは、特定の者に対する恋愛感情その他の好意の感情又はそれが満たされなかったことに対する怨恨の感情を充足する目的で、当該特定の者又はその配偶者、直系若しくは同居の親族その他当該特定の者と社会生活において密接な関係を有する者に対し、次の各号のいずれかに掲げる行為をすることをいう。
   （1） つきまとい、待ち伏せし、進路に立ちふさがり、住居、勤務先、学校その他その通常所在する場所（以下「住居等」という。）の付近において見張りをし、又は住居等に押し掛けること。
   （2） その行動を監視していると思わせるような事項を告げ、又はその知り得る状態に置くこと。
   （3） 面会、交際その他の義務のないことを行うことを要求すること。
   （4） 著しく粗野又は乱暴な言動をすること。
   （5） 電話をかけて何も告げず、又は拒まれたにもかかわらず、連続して、電話をかけ、ファクシミリ装置を用いて送信し、若しくは電子メールを送信すること。
   （6） 汚物、動物の死体その他の著しく不快又は嫌悪の情を催させるような物を送付し、又はその知り得る状態に置くこと。
   （7） その名誉を害する事項を告げ、又はその知り得る状態に置くこと。
   （8） その性的羞恥心を害する事項を告げ若しくはその知り得る状態に置き、又はその性的羞恥心を害する文書、図画その他の物を送付し若しくはその知り得る状態に置くこと。
2. この法律において「ストーカー行為」とは、同一の者に対し、つきまとい等（前項第 1 号から第 4 号までに掲げる行為については、身体の安全、住居等の平穏若しくは名誉が害され、又は行動の自由が著しく害される不安を覚えさせるような方法により行われる場合に限る。）を反復してすることをいう。

つきまとい等をして不安を覚えさせることの禁止 〔第 3 条〕

何人も、つきまとい等をして、その相手方に身体の安全、住居等の平穏若しくは名誉が害され、又は行動の自由が著しく害される不安を覚えさせてはならない。